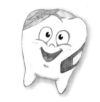

杜佩珊 ● 文　簡德瑄 ● 圖

跟蛀牙魔鬼說BYE²

兒童牙醫在我家

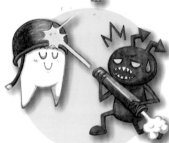

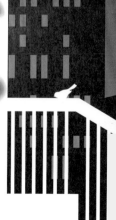

從小就幫孩子照護一口好牙，
奠定一輩子的健康基石！

目錄

口腔保健觀念篇

分齡口腔照護篇

口腔常見問題篇

兒童牙醫治療篇

Contents

推薦序
父母肩負著維護孩子口腔健康的責任

孩子的牙齒健康牽連著飲食能力,因此與孩子的發育生長息息相關,但它卻是一件令父母,尤其是新手父母傷腦筋的事。父母與照顧者肩負著維護孩子口腔健康的責任。孩子口腔健康的問題最常見的是齲齒(蛀牙),蛀牙是一種飲食習慣與生活習慣所引起的疾病,常困擾著父母與照顧者。臺灣社會進入少子化,父母照顧孩子無微不至,可惜幼兒蛀牙的發生率升高、年齡下降,但苦無對策,只有加強父母在口腔保健方面的常識與知識,並且必須讓父母身體力行。

杜佩珊醫師是兒童牙科專科醫師,她完成在臺大醫院兒童牙科的訓練後,在外行醫多年,她以多年豐富的經驗,將她的心得撰寫成書,

希望提供父母對自己孩子口腔健康方面的常識與知識。讓孩童的照顧者知道如何維護孩子的口腔健康，曉得何時需要找專業醫師的協助，也了解醫師的處置是怎麼一回事。

牙科的常識與知識在網路上也可以找到相關的報導，但忙碌的父母常無暇去留意。有一本能夠隨手拈來的參考書籍自然會比較方便，畢竟紙本的專書仍然是方便的知識來源。杜醫師撰寫這本書的內容包括：口腔保健觀念篇、兒童的口腔分齡照顧篇、口腔常見問題篇，以及兒童牙醫治療篇，幾乎包含民眾對兒童口腔保健想要知道的常識與知識。坊間有關兒童口腔保健的書籍很少，這本書，內容淺顯易懂，照顧者容易了解學習，父母與孩童都能同樣受益。在此極力推薦，希望讀者多加利用。

國立臺灣大學兒童牙科名譽教授　郭敏光

作者序
與兒童牙醫成為朋友

　　一直到今天，我還清晰記得第一次踏進臺大兒童牙科門診的情景，那是在大三的暑假，我有幾天短暫的時間在門診工讀。大三以前因為都還在修習基礎醫學科目，所以對於牙科領域完全陌生，主治醫師學姐不但沒有嫌我礙眼，也沒有編派雜事給我，反而安排了視野最好的位置讓我貼身跟診學習。那天在診療椅上的小弟弟是由於看診時極度不合作從診所轉診過來，幼兒治療蛀牙相當辛苦，因疼痛而哭鬧在所難免，只見學姐像施展魔法一般軟硬兼施、恩威並濟，兩三下小朋友就服服貼貼地治療牙齒，不但不哭鬧，還能破涕為笑，治療完成後與學姐手牽手一起走出診療室。當時我心想：我也要學會這種魔法，讓孩子能在我的手中克服看牙的恐懼，不但牙齒得到治療，也能和牙醫成為好朋友。

　　就這樣一路往目標前進，我真的成為一名兒童牙醫，也擁有了一家專為孩子打造的兒童牙科診所，同時這些年我自己也成為三個小孩的母親，因為這樣的雙重身分，我更能了解家長們的心思及他們面臨的難處。透過這些年教養孩子的經驗，我發現教科書所學往往很難

在家實行，家長需要的是能確實在家執行的實用方法，而不是事不關己的高調，所以我慢慢整理出一些心得來和每一位與我接觸的家長分享，希望口腔衛生教育能落實在每個家庭。

在我學生時代，幼兒治療蛀牙並不普遍，大家都認為乳牙蛀牙等它換牙就好。隨著民眾口腔衛生知識的提升，越來越多家長開始注意到幼兒牙齒健康的重要性，但常常用錯了方法，例如：大家都知道糖分會造成蛀牙，卻以為標榜不含蔗糖的配方奶就可以含著奶入睡，或者喝完奶頂多再喝個水就好了；另外我也發現許多家長有心照顧寶貝的牙齒，然而潔牙的方法和工具卻沒有隨著小朋友生長的階段調整，所以對小朋友的口腔照護變得事倍功半。

這本書一開始，我會先帶領大家一起對口腔的知識有基本了解。接下來最大的特色，就是會分齡來介紹每個時期的口腔照護方法，讓家長能夠在家隨時調整自己的做法。再來，我整理了一些小朋友常見的口腔問題，這個部分不是希望家長把自己當成牙醫在家自我診斷，而是希望能提早認知這些可能發生的問題，一旦小朋友有狀況發生能及早發現適時就醫。書本的最後一部分，我希望藉此帶領家長真正認識兒童牙醫，了解我們能做到的不只是治療蛀牙，更是能陪伴小朋友一起成長的口腔健康咨詢師。從小把兒童牙醫當朋友，看牙自然就不會害怕。

杜佩珊

口腔保健
觀念篇

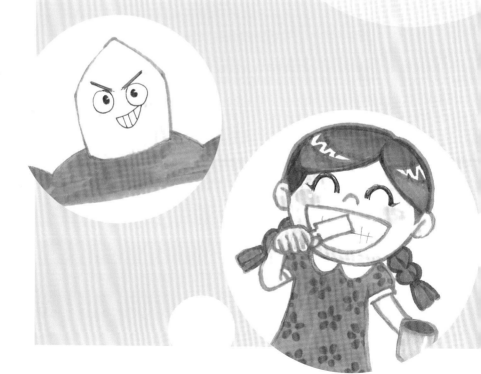

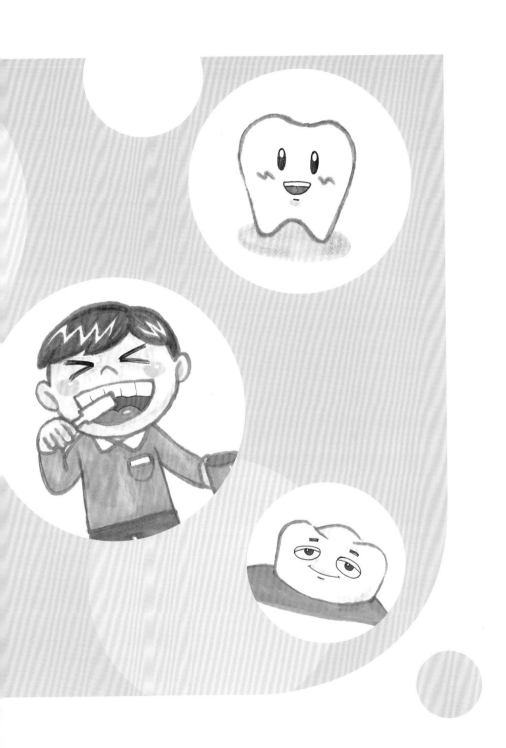

認識牙齒大家族

　　每個孩子生下來都是父母手掌心裡的寶貝，父母對於孩子的身心健康都希望能提供最好的照顧，但卻常常忽略了牙齒也是身體的一部分。牙齒號稱身體的「第一關」，所有食物的第一道消化器官就是口腔，有好的牙齒才能有好的營養吸收，除此之外，牙齒也影響了一個人的外觀，當一個人笑起來「齒若編貝」，那麼他也擁有成功社交的第一步。越來越多家長了解牙齒健康的重要，但關於口腔保健的知識卻相對貧乏，經常用錯方法保養，也因為觀念的錯誤而錯失了治療的良機，所以好好認識我們的牙齒，知道它的重要性是學會照顧它的第一步。

乳牙

　　乳牙是每個人生下來的第一套牙齒，上、下顎分別有 10 顆。別看乳牙又矮又小，依照功能和型態，可以分為門牙、犬齒和臼齒。門牙的型態比較方正，上下牙對咬起來就像是剪刀一樣可以切斷食物。尖尖的犬齒像是鉗子，夾緊食物後可以輕易撕裂食物。臼齒的凸起和凹槽對咬起來，就像是「杵」和「臼」，能夠磨碎食物。門牙、犬齒和臼齒各司

其職又分工合作，擔負起我們第一步消化食物的重責大任。

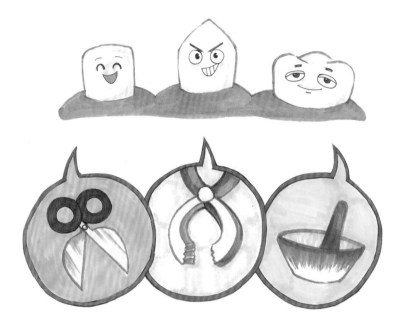

	門齒	犬齒	臼齒
形狀	像剪刀	像鉗子	像杵和臼
功能	切斷食物	撕裂食物	磨碎食物

乳牙長牙的順序

　　長牙時，通常下排牙齒會比上排牙齒早生長，如果把正中門牙當作代號「A」，側門牙當作代號「B」，犬齒當作代號「C」，第一臼齒當作代號「D」，第二臼齒當作代號「E」，那麼一般說長牙的順序是：「A」→「B」→「C」→「D」→「E」。另外，「A」→「B」→「D」→「C」→「E」這種順序也很常見。

不過，臨床上偶爾也有不照這種順序長牙的小朋友。對於順序的問題，家長不必過於拘泥，別以為不照著順序長牙就一定不正常，但偶爾也有先天缺牙和多生牙的問題，這是需要經過牙科醫師來評估的。

長牙時間表

乳牙萌發時間表

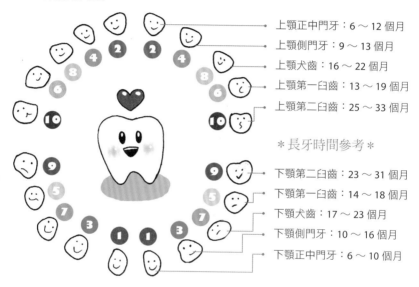

上顎正中門牙：6 ～ 12 個月
上顎側門牙：9 ～ 13 個月
上顎犬齒：16 ～ 22 個月
上顎第一臼齒：13 ～ 19 個月
上顎第二臼齒：25 ～ 33 個月

＊ 長牙時間參考 ＊

下顎第二臼齒：23 ～ 31 個月
下顎第一臼齒：14 ～ 18 個月
下顎犬齒：17 ～ 23 個月
下顎側門牙：10 ～ 16 個月
下顎正中門牙：6 ～ 10 個月

小朋友大約 6 ～ 10 個月大時開始長牙，不過臨床上也常常看到 1 歲後才長第一顆牙的小朋友。所以即使到了周歲還沒長牙，家長也不必太驚慌。

不過有極少數的孩子，他們因為患有一些特殊罕見的疾病，會合併牙齒萌發的異常，所以只要您的孩子生理健康沒有全身性疾病，建議可以再觀察不必太緊張，如果真的不放心也可以請牙醫師檢查。

我家寶貝的長牙記錄

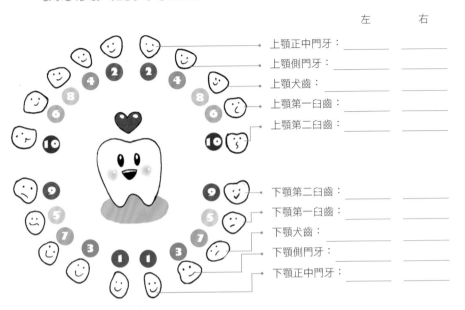

	左	右
上顎正中門牙：		
上顎側門牙：		
上顎犬齒：		
上顎第一臼齒：		
上顎第二臼齒：		
下顎第二臼齒：		
下顎第一臼齒：		
下顎犬齒：		
下顎側門牙：		
下顎正中門牙：		

恆牙

　　恆牙是人的第二套牙齒，大約 6 足歲前後開始替換。如果把智齒算進去的話，恆牙一共有 32 顆，上、下顎各有 16 顆，分別是 2 顆正中門齒、2 顆側門齒、2 顆犬齒、4 顆小臼齒及 6 顆大臼齒。

換牙時間表

　　許多人以為小朋友 6 歲一到，乳牙很快就會換完。其實牙齒好幾個月才換 1、2 顆，換完牙已經 11 ～ 12 歲了。所以乳牙的使用年限很長，一定要好好保護。恆牙長牙的時間依照每個人的體質，會有 15 個月到 1 年的差異。所以不論早換牙（幼稚園中班就掉了）或晚換牙（小學一、二年級才掉牙），家長都不要太驚慌。

15

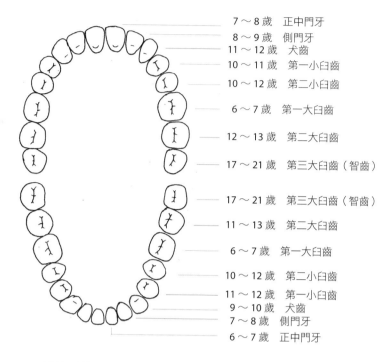

7～8 歲　正中門牙
8～9 歲　側門牙
11～12 歲　犬齒
10～11 歲　第一小臼齒
10～12 歲　第二小臼齒
6～7 歲　第一大臼齒
12～13 歲　第二大臼齒
17～21 歲　第三大臼齒（智齒）
17～21 歲　第三大臼齒（智齒）
11～13 歲　第二大臼齒
6～7 歲　第一大臼齒
10～12 歲　第二小臼齒
11～12 歲　第一小臼齒
9～10 歲　犬齒
7～8 歲　側門牙
6～7 歲　正中門牙

　　另外要特別提醒注意的是「第一大臼齒」，大約在 6 歲前後，所有乳牙的後面會新長出一顆牙，那顆牙就是「第一大臼齒」，所以又稱為「6歲齒」。這顆牙在 6 歲就長，又要用到老，必須好好照顧。到了小學五、六年級左右，會長出「第二大臼齒」，它在咀嚼功能和咬合上也很重要，一定要注意清潔。至於「第三大臼齒」萌發的時間就因人而異了，通常是成年後長了智慧才長的牙齒，所以又俗稱「智齒」。

替換恆牙的順序

換牙的順序簡單又好記，其實就只有三個原則：

1. 基本上是由前往後換。

2. 下排早於上排。

3. 上顎犬齒因為牙根又粗又長，經常是最慢換的牙齒。

不過既然有原則就會有例外，有些牙齒會因為之前曾經撞到受過傷，或是蛀牙導致牙根周圍有發炎，或是恆牙異位性萌發（長歪了或長在不該長的位置），也有可能造成乳牙提早脫落。

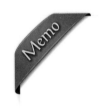

乳牙、恆牙大不同

構造大不同

乳牙和恆牙看似構造相同，實際上卻有不少差異。乳牙的琺瑯質厚度較薄，鈣化程度不像恆牙琺瑯質那麼高，所以乳牙蛀牙的速度會比恆牙快。此外，乳牙牙髓所占的比例比較大，相對來說齒壁較薄，所以蛀牙速度較快、也容易侵犯牙髓。

顏色大不同

乳牙的顏色較白，但透明度較低；恆牙的顏色略為偏黃，但透明度較高。常常有剛換牙的小朋友，家長緊張得帶來診所評估，以為孩子長出了黃板牙不知道要不要美白，其實這是因為恆牙琺瑯質鈣化程度較高，所以透明度高，透出了第二層較黃的牙本質，於是顏色看起來比較黃。

形狀大不同

恆牙的牙冠形狀在比例上比較瘦高，而乳牙牙冠形狀矮胖。乳牙牙根長度較短而彎、分岔角度大，這是為了要在兩個牙根之間容納恆牙牙胚的關係。

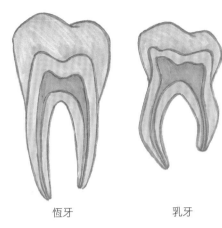

恆牙　　　　乳牙

乳牙和恆牙的功能

了解乳牙和恆牙的構造後別再以為乳牙不重要，它們可是有著非常重要的功能。

咀嚼

乳牙是食物放入寶貝口中的第一道消化器官，具備健康的牙齒才能擁有良好的消化吸收，常常有家長在孩子整理完牙齒幾個月後回診，主動提到孩子牙齒不但變健康還長胖了，這就是兒童牙科醫師感到最欣慰的時刻。

發音

一些重要的發音都要依賴牙齒才能咬字清楚，例如：

・ㄈ：上門牙和下脣

・ㄉ、ㄊ、ㄋ、ㄌ：上門牙和舌頭

・ㄗ、ㄘ、ㄙ：上、下門牙

試想寶貝的門牙如果不健康，那麼就會有俗稱「大舌頭」、「漏風」、「臭奶呆」的情形，影響了語言的學習發展及自信心。

美觀

健康的牙齒才能讓小朋友有自信的笑容。

空間維持

每一顆乳牙下面都有恆牙牙胚在發育，乳牙把空間維持好，使接下來發育的恆牙有足夠的空間萌發。

乳牙和恆牙的關係

很多人以為恆牙到了快長出來時才出現在顎骨當中，其實早在胎兒時期，小朋友的顎骨就已經有恆牙牙胚在發育了。乳牙扮演了引導恆牙萌發的角色，為將來要萌發的恆牙預留足夠的空間，使恆牙能順利萌發。恆牙的牙胚就在乳牙的牙根附近發育，所以乳牙的傷害很容易影響到恆牙，一定要小心保護。

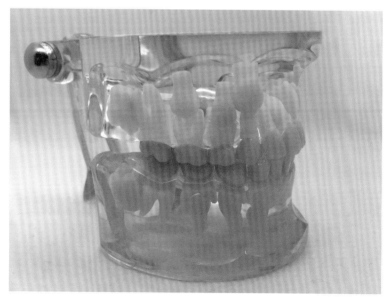

透視我們的牙齒

　　牙齒從外觀來看，露出牙齦以外的部分叫「牙冠」，而在牙齦以下包埋在齒槽骨的部分則稱為「牙根」，如果從牙齒的剖面圖來看，牙齒的構造是一層一層的，由「琺瑯質」、「牙本質」、「牙髓腔」及「牙骨質」所構成。

琺瑯質

　　牙冠的最外層是琺瑯質，它是人體最堅硬的部分，不但可以用來咀嚼食物，更是整個牙齒的保護層，這層珍貴的保護層不會再生，因此一旦開始蛀牙，就無法再回復了，若蛀牙了只能靠牙齒填補來恢復。蛀牙侵犯琺瑯質時並不會酸痛敏感，因為自己很難及時發現，所以定期檢查牙齒是很重要的。

牙本質

　　琺瑯質的下一層是牙本質，它雖然也是一層鈣化的組織，但硬度已

21

不如琺瑯質堅硬，所以當蛀牙深入牙本質時，就容易兵敗如山倒，會快速的加深。牙本質是具有活性的組織，會持續不斷地生長，當牙齒受到長時間的慢性刺激時，例如：蛀牙或牙齒磨耗，它會形成新的牙本質來避免牙髓暴露。如果把牙本質放在顯微鏡下看會發現牙本質是由無數的小管組成，內有牙髓細胞的細胞突，也會有液體的微小流動，所以對外來的刺激具有疼痛反應，蛀牙的酸痛、敏感性牙齒都與牙本質有關。

牙髓腔

被琺瑯質、牙本質所包覆保護的空腔，稱為牙髓腔，裡面有神經、血管等組織，一般人俗稱「神經」，其實乳牙和恆牙的神經為各自獨立分開。牙髓裡的細胞使牙本質在受到刺激時有修復和再生的能力，其血流供應也確保了牙齒的活性，而神經則在牙齒受到破壞時能讓人感受到疼痛。

牙骨質

覆蓋在牙根最外層
的構造，叫做牙骨質，
裡面有很多堅韌的纖維
會延伸入齒槽骨內，
藉由這些纖維使牙
根能牢牢固定在
齒槽骨內，也能
吸收牙齒所承
受的咬合力。

琺瑯質
牙本質
牙髓腔

牙骨質
牙齦
齒槽骨

認識牙齒的殺手——齲齒

蛀牙的原因

對抗蛀牙，先要認識造成蛀牙的四大要素。蛀牙的成因主要是細菌分解了口內的含醣食物產生酸，長時間酸性物質和牙齒接觸，腐蝕了牙齒進而形成蛀牙。所以它是一種多因子的疾病，並非單一原因所造成。齲齒不像感冒或其他傳染疾病，由病菌感染人體後就發病。除了病菌和宿主之外，還有含醣食物的攝取和接觸時間的長短等因素，所以預防蛀牙必須多管齊下，缺一不可。

細菌

造成蛀牙的致病菌主要是變形鏈球菌所引起。寶寶剛出生時，口內是乾淨的無菌狀態，一般相信寶寶口內的細菌是來自於主要照顧者的感染（例如：母親），再來就是家中的其他成員（例如：兄弟姊妹），當家人親吻寶寶、使用同一件餐具或吃同一份食物，就可能把細菌傳染給寶寶。當寶貝長牙後，細菌便與食物殘渣，以及口水裡的鈣、磷等成分，形成一層黏黏的牙菌斑附著在牙齒上，這就是造成蛀牙的罪魁禍首。

23

牙齒

　　當口內處於無牙的狀態，蛀牙細菌當然不會造成牙齒的破壞。當寶寶長牙後，牙齒提供了牙菌斑附著之處，也同時會受到酸的破壞產生蛀牙。另外，蛀牙率的高低與牙齒的排列，以及天生溝紋的深淺有關。常常有家長滿腹委屈，明明牙齒都有刷，除了正餐之外，都不吃零食，但家中小朋友的蛀牙還是比別人多。這是因為牙齒排列緊密凌亂的小朋友，刷不到的死角多；而臼齒溝紋深的小朋友，凹痕深處也不易清潔，因此蛀牙率較高。所幸這些問題都可以靠後天的努力來彌補，只要能確實使用牙線，並且在臼齒填補溝隙封填保護劑，都能有效預防蛀牙。

含醣食物

　　不是只有糖果、餅乾、巧克力才會造成蛀牙。寶寶出生後的第一道主食（母奶或配方奶）就含有乳糖（醣類的一種）。再大一點時所接觸的米飯、麵食等澱粉類食物，也是屬於含醣食物。細菌分解醣類會產生酸性物質進而造成蛀牙，因此控制含醣食物的攝取，把細菌賴以維生的養分限制住，就能降低蛀牙率。

時間

　　很多人最容易忽略的就是「時間」這個要素。牙齒與含醣食物接觸的頻率、時間長短，大大的影響了蛀牙率。舉例來說，一杯酸酸甜甜的果汁如果是在餐後一次喝完，和把果汁裝在奶瓶裡整天邊玩邊喝相比，一定是後者容易蛀牙。所以正確的飲食習慣也能預防蛀牙，正餐盡量在30分鐘內吃完，接下來可以吃些水果，若要吃少量零食，這時也是最好的時機，吃完後徹底刷牙，接下來就只能喝白開水，如此亦能有效預防蛀牙。

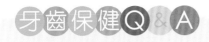

牙齒保健Q&A

Q 蛀牙會傳染嗎？

A 既然蛀牙是細菌造成的，那麼就有傳染的可能。小寶寶口內的第一隻細菌就是從主要照顧者來的，當我們用口吹涼食物，或是幫忙寶貝用牙齒切斷咬碎食物，都等於間接地把細菌傳染給寶貝，但蛀牙不是單一原因所造成，牙齒與含糖食物接觸的時間，以及刷牙的方式是否正確，也影響蛀牙率的高低。

Q 牙菌斑和牙結石的差別？

A 很多人無法分辨牙菌斑和牙結石的差別，常常指著孩子滿嘴沒刷乾淨的牙垢、菜渣請醫師幫忙洗牙；或者牙齒上都已有牙結石生成，卻仍不知道尋求專業的協助。牙菌斑是逐漸沉積在牙齒表面上的薄膜，由食物殘渣、脫落的口腔表皮細胞、唾液及細菌組成。牙菌斑裡的細菌會分解食物裡的醣類轉化成酸，進而腐蝕琺瑯質，為造成蛀牙的主要原因。另外，牙菌斑裡的細菌也會刺激牙齦組織，造成牙齦發炎，甚至導致牙周病。不過牙菌斑質地柔軟，透過每天徹底刷牙就可以清除乾淨。

牙結石則由牙菌斑逐漸鈣化形成。最容易發生在唾液腺的開口附近（下顎門牙舌側及上顎臼齒頰側）及牙齦溝裡。牙結石的成分主要是食物殘渣、唾液中的鈣、磷等離子經過細菌的作用而生成。它不但會刺激牙周組織，更提供了一個粗糙的表面增加牙菌斑附著，進而造成嚴重的牙周病或蛀牙。牙結石質地堅硬，有些牙結石甚至附著在牙刷刷不到的地方，因此需要牙醫師幫忙清理，較表淺的牙結石可以透過超音波洗牙來去除，較深層的則需要請牙周病專科醫師來協助治療。

Q 牙菌斑顯示劑是什麼？對預防蛀牙有幫助嗎？

A 可怕的牙菌斑是造成蛀牙及牙周病的罪魁禍首，刷牙最主要的目的就是要去除牙菌斑，可是大部分的牙菌斑是白色的，牙齒也是白色的，到底要怎麼確定已經刷乾淨了呢？其實有一個方便安全又相當有效的工具可以幫忙，那就是「牙菌斑顯示劑」。

「牙菌斑顯示劑」是一種植物性的染劑，主要成分是赤蘚紅，

它表面帶有的正電荷，可以與細菌表面蛋白質的負電荷相結合，而把顏色附著在牙菌斑上。市面上最常見的是液態的牙菌斑顯示劑，我們可以把牙菌斑顯示劑滴在棉花棒上，並且塗抹在牙齒的每一個面，接下來徹底漱口，漱得掉之處就表示是乾淨的牙齒表面，而漱不掉呈現紅色之處就是還有牙菌斑，必須重複清潔直到看不見紅色為止。

「牙菌斑顯示劑」可以幫助我們知道哪裡刷不乾淨，卻沒有清潔和抑制細菌的功效，因此不需要過度依賴，別忘了按時、徹底地刷牙才是預防蛀牙的不二法門。

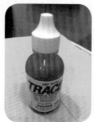 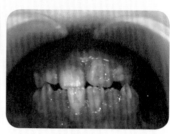

Memo

蛀牙的症狀

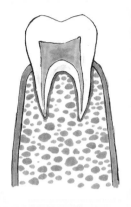

脫鈣

當口腔沒有清潔乾淨時，牙齒琺瑯質中的鈣質被細菌產生的酸所溶解，一開始會產生脫鈣的斑點。當出現脫鈣時就表示這個地方快蛀牙了，所幸這個時期是一個可逆的狀態。如果可以刷乾淨，並且使用含氟產品，如此一來脫鈣的地方有可能再鈣化，但如果還是刷不乾淨那脫鈣的地方很快就會變成蛀牙。

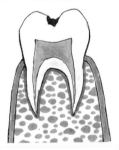

琺瑯質的齲齒

如果口腔衛生控制不好，牙齒便會開始蛀蝕。起初是侵犯琺瑯質，這時患者本身可能還沒有感覺，對冷熱也還不會敏感，所以早期的蛀牙患者很難自己察覺，通常需要仰賴醫師臨床及X光的診斷。

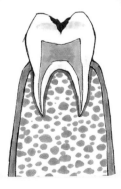

牙本質的齲齒

當蛀牙繼續往下進行超過了琺瑯質的深度，就會侵犯到牙本質，這時患者可能已經對溫度產生了敏感，起初患者只是對冷敏感，當冷的物質移除，疼痛也就緩解。如果蛀牙沒有在此時獲得控制，便會慢慢接近神經，這時患者會對熱產生敏感或痛覺，當熱的物質移除，疼痛才慢慢緩解。

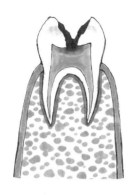

侵犯牙髓腔的齲齒

蛀牙沒有在早期控制，一旦超過牙本質的深度就會侵犯牙髓腔，就是俗稱的神經。急性發炎期患者會有自發性的劇痛，即使冷熱的物質移除，疼痛也不會緩解，當急性期過了，自發性疼痛的症狀會消失，牙齒便進入慢性發炎的狀態。此時由於自發性的劇痛減輕很多，讓人以為牙齒沒事了，所以往往又錯失掉治療的良機。

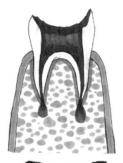

牙根尖發炎

當牙髓發炎沒有受到控制便會擴散至牙根尖，有的人開始會出現膿包；有的人繼續發炎，甚至再往外擴散就形成蜂窩性組織炎。蜂窩性組織炎是一個很危險的狀態，除了牙齒需要治療之外，還需要口服或注射抗生素，才可以有效控制發炎。

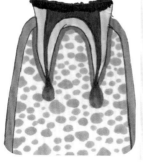

殘根

蛀牙進展到了末期，由於牙齒結構在大面積的缺損下，會慢慢崩解，最後形成殘根。

認識標準的潔牙方法

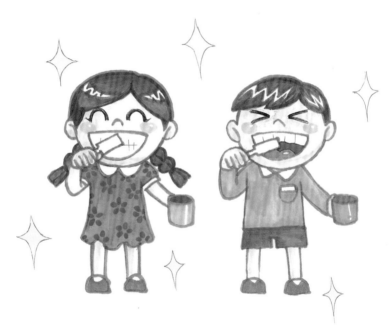

貝氏刷牙法

為什麼推行貝氏刷牙法

1. 貝氏刷牙法是目前公認最有效，也是國內外學者最推薦的刷牙方法。
2. 簡單易學，國小中年級的小朋友就可以開始訓練，養成習慣後能夠用到成年及老年。
3. 不但可以預防蛀牙，更因為刷毛可以清潔到牙齦溝而預防牙周病。

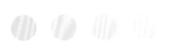

29

一起來學習貝氏刷牙法

基本動作

1. **角度要抓好**：刷毛和牙齒成 45 度角。

2. **位置要正確**：把牙刷刷毛尖端放在牙齒和牙齦交界處的牙齦溝。

3. **動作要掌握**：角度抓好放對位置後，兩顆兩顆一組原地來回刷，約 10 下後換下兩顆。

4. **刷牙的順序**：以下刷牙的順序僅供參考，只要自己記得牙齒的每一面都要刷到，不用特別去背誦刷牙的順序，以及拘泥於該用哪一隻手去刷哪一個面。

刷牙步驟 Step by Step

Step 1 由小朋友的右上頰側開始，刷毛與齒面成 45 度，放在牙齦和牙齒的交界處，兩顆兩顆來回刷。

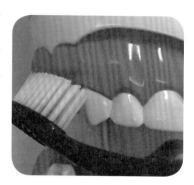

Step 2 刷上排前牙。

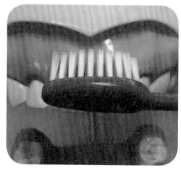

Step 3 ▸ 刷左上頰側。

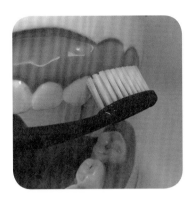

Step 4 ▸ 刷左上咬合面，也是兩顆兩顆
來回刷。

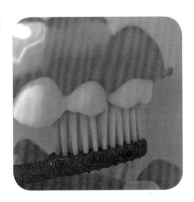

Step 5 ▸ 刷左上舌側。

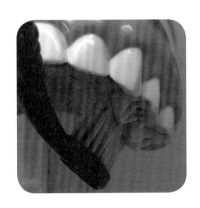

Step 6 刷上排前牙舌側。

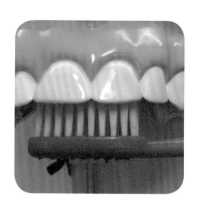

Step 7 刷右上舌側請用左手。

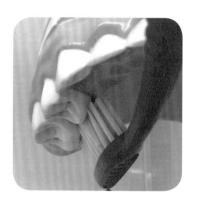

Step 8 刷右上咬合面，到此，刷牙是由右邊開始，也在右邊結束。

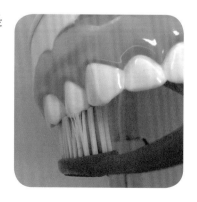

用同樣的方法及順序，刷下排牙齒。

Step 9 由右下頰側開始。

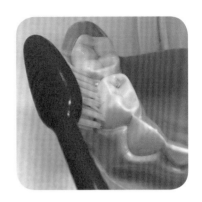

Step 10 刷下排前牙外側。

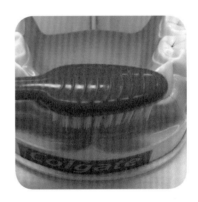

Step 11 刷左下頰側。

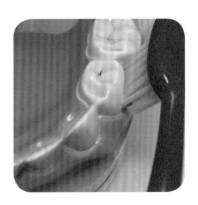

Step 12 刷左下咬合面。

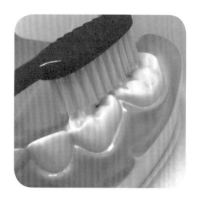

Step 13 刷左下舌側。

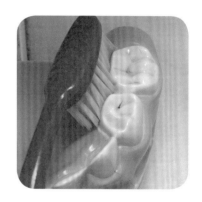

Step 14 刷下排前牙舌側。

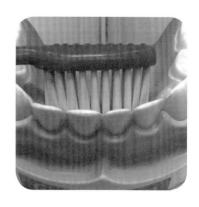

Step 15 刷右下舌側，請用左手。

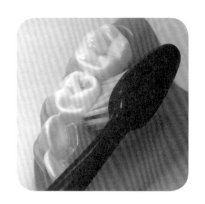

Step 16 刷右下咬合面。

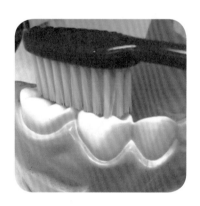

刷牙步驟完成。

如何正確使用牙線

潔牙工作不能只做一半

　　每天的潔牙工作如果只注意到刷牙而沒有清潔到牙縫，那麼潔牙工作只完成了一半。早在 19 世紀早期，就有牙醫師鼓勵病人利用蠶絲線清潔牙縫。到了第二次世界大戰期間發展出尼龍製牙線，比傳統蠶絲製的線耐用又方便，牙線才逐漸開始普及。

在門診中，我們經常會碰到牙縫蛀牙的小朋友，家長往往不可置信的說：「怎麼可能？他都照三餐刷牙了，還有用牙膏，怎麼會蛀牙呢？」其實問題的癥結就在「牙線」。牙縫是口內最容易堆積食物殘渣之處，再加上牙刷清潔不到，所以容易孳生牙菌斑。牙菌斑是造成蛀牙及牙齦發炎的罪魁禍首，所以如果沒有正確使用牙線，那麼蛀牙和牙齦發炎的機會就會大爲增加。

越來越多人知道牙線的重要性，但是每天徹底實行的卻不到一半。因爲大家常覺得一隻手要伸進口內十分不舒服，操作不熟練導致花時間，還有用力不當使得牙齦疼痛，其實這都是初學牙線常遇到的狀況。只要一開始對著鏡子從前牙開始練習，慢慢熟練了再延伸到後面的牙縫，就會熟能生巧。6歲以下的幼兒建議可以躺在家長的腿上由家長來完成，而低年級的小朋友可以對著鏡子從前牙開始練習，到了中、高年級就可以駕輕就熟把全口清潔完畢。

如何使用牙線

Step 1

拉出 30 ～ 45 公分的牙線，大約是手掌到手肘的長度。

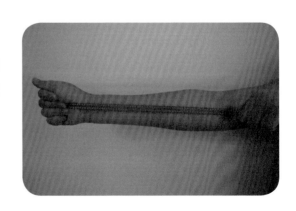

Step 2

在中指第二節繞線，
只留中間 1 ～ 2 吋清
潔牙齒。

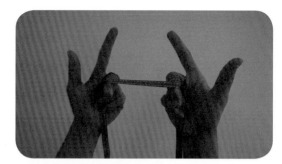

Step 3

雙手比出倒 7 形。

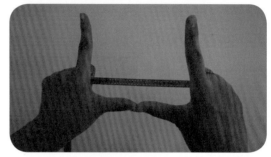

Step 4

一手用大拇指，另一
手用食指繃緊牙線。

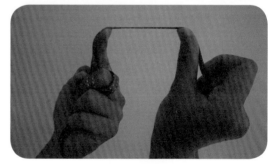

Step 5

把牙線緊貼牙齒的鄰接面呈現 C 字
形，並貼著牙齒的弧度移到牙齦溝
最深的地方，然後上下移動。

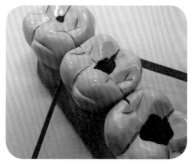

Step 6

把牙線緊貼另一邊鄰接面，重複上下移動的動作。

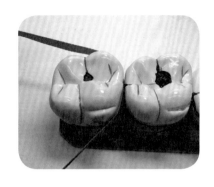

Step 7 重複以上步驟，直到每一個牙縫都清潔乾淨為止。

注意事項

1. 用過的牙線如果已經沾有牙垢，請用紙巾擦乾淨再把線挪到沒用過之處繼續使用。

2. 若牙線已有分叉，也請把線挪到沒分岔之處繼續使用。

3. 同一個地方老是讓牙線分叉斷裂，請快去請教牙醫師，有可能是蛀牙或填補物不密合。

牙線的選擇

　　牙線分為有蠟和無蠟兩種。無蠟牙線較乾澀、摩擦力較大，有蠟牙線較滑潤、較好操作。建議使用有蠟牙線前，可以拿紙巾先把多餘的蠟粉擦掉，保留適當的潤滑度，又不會有多餘的蠟粉殘留在口內。此外，常常還有人問到牙線棒到底好不好？牙線棒的線段通常只有 1 ～ 1.5 公分長，無法緊貼著牙齒呈現「C」形，所以清潔力有限，除非外出不方便，否則還是建議以牙線為主。

牙齒保健Q&A

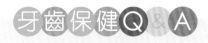

Q 沖牙機有用嗎？

A 沖牙機的原理是把水加壓形成水柱，從細小的噴頭射出，利用水衝擊的力道清潔牙齒。這種衝擊的力道可以把部分食物殘渣沖出，但是對於附著力強大的牙菌斑恐怕無法完全去除。所以沖牙機可以拿來輔助刷牙，特別是一些配戴固定式矯正器的患者，或是手部動作不夠靈巧的小孩及老人，卻不能完全取代刷牙。

Q 電動牙刷一定比較好嗎？

A 電動牙刷因為 1 秒鐘可以震動很多下，所以感覺可以把牙齒刷得比較乾淨。但是其實只要我們確實掌握刷牙的技巧，並且把每顆牙齒的每個面都刷到，用傳統牙刷一樣能刷得很好。電動牙刷機身比較重，同時牙刷頭也像傳統牙刷一樣，2 ～ 3 個月就必須換新，所以花費較高，不過電動牙刷卻有省時省力的好處，請依照個人需求去選擇即可。

Q 漱口水可以取代刷牙嗎？

A 市面上的漱口水大致可以分為兩大類，第一類是針對抗牙齦發炎、抗菌的漱口水，第二類是針對強化琺瑯質的含氟漱口水。這兩類漱口水對於清除牙齒表面的牙菌斑效果都不好。牙菌斑和牙齒的表面有很緊密的附著力，需要靠牙刷刷動的力道才有可能清乾淨，所以不要以為光漱口就可以把牙齒清潔乾淨。

Q 小朋友可以用大人的漱口水嗎？

A 大人的漱口水主要目的大多是針對牙齦發炎，而小朋友的漱口水主要目的就是為了要強化琺瑯質，所以兩者功能不同，成分也不同，當然不能混合使用。

Q 兒童牙膏和漱口水嘗起來這麼甜，每天使用難道不會造成蛀牙嗎？

Ⓐ 兒童牙膏和漱口水的甜味不是來自於「醣類」，它的甜味是一些代糖成分，例如：木糖醇、山梨醇，細菌不會分解這類物質而產生酸，所以使用後不會造成蛀牙。

Ⓠ 無糖口香糖真的可以預防蛀牙嗎？

Ⓐ 無糖口香糖裡主要的成分是「木糖醇」。木糖醇雖然有抑制細菌的效果，但在預防蛀牙的角色上還是比較次要。嚼食無糖口香糖並非完全沒有功效，它主要的功效有三個：
1. 在咀嚼時增加唾液的分泌量，而唾液是口腔環境中最佳的緩衝液，可以緩衝口內的酸性。
2. 透過口香糖黏著的能力來黏附食物殘渣及牙菌斑。
3. 木糖醇本身有抑制蛀牙細菌的效果。
即使如此，嚼食無糖口香糖還是不能取代刷牙清除牙菌斑的功能，也不能取代氟強化琺瑯質的功效。良好的刷牙及飲食習慣，才是預防蛀牙最好的方法。嚼食無糖口香糖，充其量只是在不方便刷牙及漱口情況下的替代品。

Ⓠ 每天使用牙線不會把牙縫撐大嗎？

Ⓐ 6 歲以前的孩子會建議由家長幫忙使用牙線清潔牙縫，而不是讓孩子自己去操作，使用牙線時要像鋸木頭的動作般前後輕輕拉鋸通過牙齒的鄰接面，接下來將牙線貼著牙齒弧度輕輕刮一刮牙面，記得前面的牙齒刮三下，後面的牙齒刮三下，最後輕輕把牙線挑起來，如此溫和的動作並不會使牙縫變大。但是如果我們在使用牙線時，一股腦兒用力往下壓，再用力往上挑，這樣就有可能刺激到牙縫中間的牙肉，長時間下來會造成牙齦萎縮，因而產生牙縫變大的錯覺。

Ⓠ 孩子刷牙時經常流血，是否刷得太用力呢？

Ⓐ 牙齦出血有時是因為受到外力的傷害，例如：刷牙太用力，另一個原因則是牙菌斑造成了牙齦發炎而充血，即使用正常的力道刷牙，牙齦也會有出血的情況。所以當幫小朋友刷牙流血時，家長要先檢討一下自己刷牙的力道是否太大了，有沒有兩顆牙齒原地震動的刷。如果刷牙的力道沒有問題，那麼就要檢查看看是否牙縫塞了食物，或者牙齒表面牙菌斑太

多造成牙齦發炎，若原因是後者，那麼更要注意這個區域的清潔。

Q 小朋友刷牙一定要用牙膏嗎？

A 清潔牙齒最重要的是牙刷的刷毛靠機械性摩擦把牙菌斑及食物殘渣刷掉，所以即使只沾開水還是可以把牙齒清潔乾淨。不過市面上的牙膏有一些輔助成分，可以幫助維持口腔健康。例如：氟化物能強化琺瑯質，溫和的研磨劑能使清潔牙菌斑更有效率，起泡劑所產生的泡沫可把髒東西從細縫中帶出。不過這些添加物都不適合吞食，因此當小朋友還不會漱口時可以用開水刷牙，已學會漱口後便可以配合牙膏一起使用。

Q 如何為孩子挑選一支合適的牙刷呢？

A 市面上牙刷的種類琳瑯滿目，經常讓家長在選擇時不知所措，到底要怎麼挑選呢？

· **刷頭的大小**：當一支牙刷可涵蓋兩顆上顎門牙，或者一次可以涵蓋三顆下顎門牙，那麼這支牙刷的大小就是適合這個小朋友的臉型。一般來說這樣的大小約有三排六束毛。

· **刷毛的軟硬**：我們往往以為毛越軟的牙刷越適合幼兒，其實太軟的刷毛不但沒有辦法把牙菌斑清潔乾淨，也十分不耐用，超軟毛牙刷適合作為幼兒初期學習使用牙刷的過渡期工具，並不適合長期使用。另外太硬的刷毛不但清潔效果有限，更容易使牙齦受傷。所以刷毛太軟或太硬都不適合。我們可以將牙刷放在手心靠近大拇指下方的地方輕輕來回震動，如果刷毛一下子就變形，表示這支牙刷刷毛太軟；如果刷起來掌心覺得刺痛，那麼這支牙刷的刷毛就太硬了，並不適合用在幼兒的口腔。

Q 牙刷到底多久需要換一次呢？

A 一般來說，在正常使用下，牙刷可以使用 2～3 個月，當牙刷刷毛開岔的角度大於 10～15 度時，那麼這支牙刷就必須更換了。另外，牙刷使用完畢記得要用清水清潔乾淨，並放在乾燥的地方，也不適合用水溫高於 60°C 的水清潔刷毛，因為這樣會破壞刷毛的彈性，也影響牙刷清潔的功能。

牙齒的維他命——氟

已經證實使用氟可以降低蛀牙的機率及蛀牙的嚴重程度。在適當的使用下，氟化物是安全且能有效避免及控制齲齒的方法。

自然界的氟在哪裡？

氟在大自然中常以化合物的形式存在，為自然界中第 17 常見的元素，所以它其實並不算稀有呢！尤其以在礦石、泥土、海水、地下水含量最多，當然泥土中的含氟量就會影響到飲水和動植物的含氟量。氟化物也會從火山及工廠被釋放出來，並隨著風及雨水進入附近的水源、土壤或食物來源。

地下水的含氟量會因地質、地區而有所不同，內陸地區就比沿海地區的地下水含氟量高，臺灣的水源目前含氟量一般平均低於 0.2ppm，是偏低的濃度。

食物裡的氟

固體食物中含氟量較多的有下列幾項食物：

· **雞肉**：尤其是雞的飼料中含有魚肉或骨頭的成分。

· **魚肉**：有些魚加工品在製作過程中，是將魚皮和魚骨包含其中所製成，例如魚罐頭。

· **茶**：乾燥的茶葉含有非常高濃度的氟（每公斤約 400 毫克），但沖泡的茶每公升卻只含有 0.5 ～ 1.5 毫克而已。

· **根莖類蔬菜**：例如芋頭、山藥、樹薯等作物，其含氟量相對較高。

多數食物含氟量較低，大約每公斤只有 0.1 ～ 0.4 毫克，所以要靠攝取含氟食物來預防蛀牙並不可行。

氟為何能預防蛀牙

1. 增加牙齒對酸侵蝕的抵抗。

2. 增進牙齒萌出後的成熟化。

3. 促進初期齲齒再礦化修復。

4. 抑制牙菌斑中細菌的作用。

5. 改善牙齒發育形態，咬合面溝隙較淺而圓滑。

氟能透過什麼方式補充

氟的補充方式可以分為系統性和局部性兩種。

系統性的方式

1. 飲水加氟

1942 年美國 Trendley Dean 的研究小組發表研究報告指出，水中含

氟量 1ppm 時齲齒率幾乎降到最低，陸陸續續更多的研究發現氟化物可以預防齲齒發生，這種氟素不僅對兒童有幫助，其效果甚至對成年人也有利。

2. 氟錠

氟錠則是另外一種作用於全身的氟化物，可以有效降低約 20 ～ 40％的齲齒率。依據美國兒童牙科學會 2016 年發布氟錠的劑量建議表，如果居住地區飲用水中的含氟量小於 0.3ppm，則 6 個月至 3 歲的兒童，建議每天可以服用 1 顆 0.25 毫克的氟錠；而 3 ～ 6 歲的兒童，建議每天服用 2 顆 0.25 毫克的氟錠，也就是 0.5 毫克；若是 6 歲以上的兒童，建議每天服用 1 毫克的氟錠（市售氟錠僅有兩種劑量：0.25 與 1 毫克）。臺灣地區的飲水含氟量正是小於 0.3ppm，所以是建議使用氟錠的。

每日氟錠建議攝取量

飲用水含氟量	0到6個月	6個月到3歲	3~6歲	6~16歲
＜0.3ppmF	0	0.25mg	0.5mg	1.0mg
0.3～0.7ppmF	0	0	0.25mg	0.5mg
＞0.7ppmF	0	0	0	0

局部性的方式

1. 含氟牙膏

最早是從 1950 年中期，含有氟化亞錫（SnF2）的牙膏開始，而目前市售的含氟牙膏則以氟化鈉（NaF）最多。因此，從 1955 年開始，「含氟牙膏」已經成為世界上最多人採用的防齲方法，可以有效降低約 15 ～ 30％的齲齒率。根據研究，含氟牙膏每增加 500ppm 的含氟濃度，就可以有效降低 6％的齲齒率；但是如果使用含氟濃度在 500ppm 以下的牙膏，

則預防齲齒的效果就不明顯了。另外，6 歲以下的兒童在使用含氟牙膏時，必須有師長在旁監督，以免孩童吞入過量的氟，造成不必要的吞食，甚至有導致「氟中毒」的危險性。

2. 含氟漱口水

另外一種常在居家使用的局部氟化物就是「含氟漱口水」，其主要成分是氟化鈉，一般分為兩種濃度：每天使用的含氟漱口水濃度是 0.05% 的氟化鈉，每週使用的含氟漱口水則是 0.2%，也必須在師長的監督下施行以免誤吞。這種方法多用於學校、社區等沒有飲水加氟的地區，可以有效降低約 20 ～ 50%的齲齒率。在使用含氟漱口水時，建議先把全口清潔乾淨，接下來口中含 5 ～ 10c.c. 的漱口水，在口中上下左右讓水於牙縫齒間流動，約 30 秒鐘後再把漱口水吐掉，並請勿再進食。

3. 局部塗布氟膠

牙科專業使用的「氟膠」多數是以泡沫或凝膠形式呈現，大多數都含有 1.23%酸化磷酸氟（APF）或 0.9%氟化鈉，可以有效降低約 30 ～ 40%的齲齒率。它的使用方法是以氟托盛載約 5 毫升的氟膠塗布在全口牙齒上，約 4 分鐘後再把多餘的氟膠吸出或吐出。

4. 氟漆

另外一種牙科專用的氟化物是「氟漆」，最早是從 1960 年代開始，大多數的氟漆都含有 5%氟化鈉，含氟濃度更高，大約是 22,500ppm，所以每次用量只需要 0.3 ～ 0.6 毫升，就可以快速的塗布在牙齒上，而不必使用氟托或抽吸管。當氟漆遇到口水後，會在牙齒表面形成一層薄膜，這樣可以讓氟漆附著在牙齒表面，塗完氟後，半個小時不能漱口、喝水及吃東西，口水可以吞進肚子裡，建議每 3 ～ 6 個月施行一次，以達到更好的防齲效果。平常有吃氟錠習慣的人，請記得塗完氟後，氟錠必須停用一星期。

氟的安全性

　　美國國家研究院（NRC）確認氟為一種人體營養中的重要微量元素，但過量仍有毒性。每公斤體重攝入 2 ～ 5 毫克氟，會導致噁心、嘔吐，而引起成年人死亡的氟劑量為一次服用 5 公克氟化鈉。

　　小朋友一定要在父母監督下使用兒童牙膏，不要過量使用及吞食。牙膏的量不需要很多，3 歲以上的孩子牙膏每次的用量約一顆花生米大小即可，而 3 歲以下的孩子在學會漱口後可先從米粒大小或薄薄一層牙膏開始使用。以 2 ～ 3 歲體重約 10 ～ 15 公斤為例，若吞食超過 50 ～ 75 公克即可能中毒（小包裝約一條，大包裝約半條牙膏量）。

　　家用含氟漱口水（0.05% NaF）一罐約 300 ～ 500c.c.，每次使用約 5 ～ 10c.c.，體重約 10 公斤，若誤吞超過 215c.c. 就可能中毒（約 1/2 ～ 2/3 罐）。學校用的濃度高，更需小心使用。

　　氟錠的使用，2 ～ 3 歲、體重約 10 ～ 15 公斤，若使用 0.5mg 錠劑，超過 100 顆為中毒劑量；3 歲以上若體重超過 20 公斤，使用 1mg 錠劑，也是超過 100 顆為中毒劑量。市售氟錠一罐約 100 顆，請家長盡量放在小朋友不易拿取之處！

　　吞食過量氟化物時，有噁心、嘔吐、腹痛等症狀。若不慎吞服過量，可以喝牛奶或含鋁鎂的制酸劑與氟結合，減少人體吸收；但若吞食量大時，就必須送醫院。

　　在牙齒形成的期間（8 歲前）吃入或喝下過多的氟化物會造成牙齒外觀的變化，這樣的症狀稱為氟斑齒（dental fluorosis），因為在高濃度的氟化物下，牙齒反而會變得脆弱。

一般使用氟化物種類及含氟量

分類	種類	細項	含氟量	說明
全身性	飲水加氟		0.5～1ppm	目前臺灣未使用。中興新村12年研究飲水加氟，降低66%蛀牙發生率。
	牛奶加氟			
	糖加氟			
	食鹽加氟			
	氟補充劑		氟錠1.0mg、0.5mg、0.25mg	
局部性	局部塗氟	醫用	12,300ppm 酸化磷酸氟（泡沫狀）22,600ppm 氟化鈉（塗漆狀）	建議半年一次。研究顯示降低蛀牙率55%。
		家用	1,000～5,000 ppm 氟化鈉或氟化亞錫（膠狀）	
	含氟牙膏		500～1,500ppm 單氟磷酸鈉或氟化鈉	牙膏含氟標準：低氟 500～800ppm 含氟 800～1,000ppm 超氟 >1,000ppm 兒童 250～500ppm
	含氟漱口水	日用	0.05%（226ppm）氟化鈉	一般市售兒童含氟漱口水。
		週用	0.2%（905ppm）氟化鈉	學校口腔保健計畫。

氟化物安全性

可能中毒劑量：5mg F/kg

方式	含量	體重 10kg	體重 20kg	市售 包裝量
含氟牙膏	250～500ppm 兒童牙膏	12.5～25g	25～50g	40～ 125g/條
	1,000ppm	50g	100g	
含氟漱口水	0.05％（226ppm）	215c.c.	430c.c.	300～ 500c.c./瓶
	0.2％（905ppm）	55c.c.	110c.c.	
氟錠	1.0mg	50顆	100顆	100顆/罐
	0.5mg	100顆	200顆	
	0.25mg	200顆	400顆	
局部塗氟	12,300ppm	4c.c.	8c.c.	
	22,600ppm	2c.c.	4c.c.	

Memo

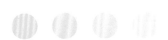

分齡口腔
照護篇

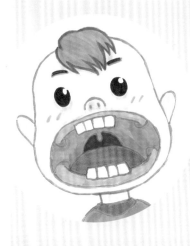

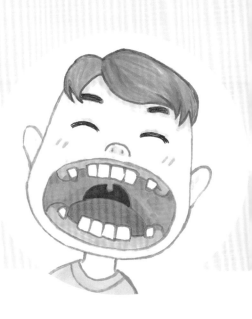

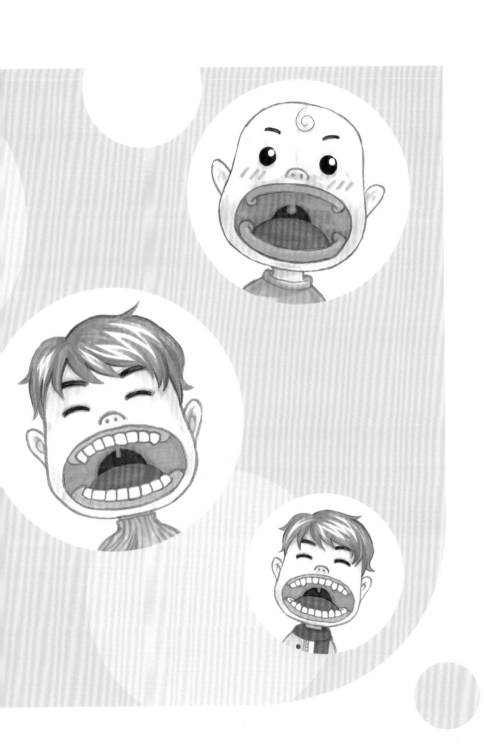

準媽咪的
孕期口腔保健

準媽媽要有的基本知識

胎兒時期牙胚就開始形成

很多人以為嬰兒出生後牙齒才會開始發育，其實早在媽咪懷孕的6～8週起，胎兒的乳牙牙胚就已經開始形成，胎兒 5 ～ 10 個月時，恆牙牙胚也開始形成。所以在這個時期，如果準媽媽因為孕吐嚴重營養吸收不夠，就有可能會影響牙齒的健康。

準媽媽口腔健康，寶寶才健康

許多的研究報告顯示，媽咪患有牙周病，會使胎兒體重過輕或流產的機會增加，原因可能是牙周病的致病菌會釋放發炎的物質，隨著血流進入子宮和胎盤，除了影響胎兒健康之外，也可能造成子宮收縮，或是導致胎兒體重過輕，甚至流產的機會增加。

孕期常見的口腔不適

牙齦出血

大部分的人認為，孕期伴隨的牙齦出血是因為荷爾蒙造成體質改變，但最大的原因可能還是在於孕婦進食習慣改變。孕婦可能因為容易孕吐而少量多餐，或者食慾大增使得進食頻率增加，但刷牙頻率卻沒有增加，導致口內細菌量大增，進而造成牙齦容易發炎出血。

牙齒敏感

有些準媽媽會發現自己原本沒有敏感性牙齒的問題，但懷孕後卻對酸甜及冷的食物敏感，這是因為孕吐時吐出來的酸侵蝕了琺瑯質所造成。

牙周病加劇

俗話說：「生一個孩子掉一顆牙。」老一輩的人以為，是胎兒把媽媽體內的養分及鈣質全吸走了，所以媽媽才會齒牙動搖，其實這是不正確的。牙周病是一種進程緩慢的疾病，並非一兩天突然造成，通常和口腔衛生習慣不佳有絕對關係。往往媽媽在懷孕前口中就有或多或少的病灶，到了懷孕期間荷爾蒙改變、進食頻率增加，又疏於清潔牙齒，牙周病才會加劇。

準媽媽如何照顧自己的口腔

1. 準備懷孕前就要做好徹底的口腔檢查，把該治療的牙周病及齲齒妥善治療，並且學會正確的刷牙及使用牙線方法。
2. 即使少量多餐，也要做到餐後刷牙及使用牙線的步驟。
3. 試著使用抗敏牙膏來輔助刷牙。抗敏牙膏含特有的細微粒子，可以把

裸露出來的牙本質小管充填起來。此外，含氟的成分也可以降低牙本質敏感，並促進琺瑯質再鈣化。

4. 孕吐後一定要徹底漱口。

5. 不論是懷孕前或懷孕中，每 3 ～ 6 個月一定要讓牙醫師檢查牙齒，以及洗牙。

6. 懷孕期間如果要做牙科治療，最好是在 4 ～ 6 個月時較安全。婦女在懷孕前把牙齒整理好是最理想的狀態，牙科治療必須考量到孕婦的舒適度及治療安全，應盡量避免在懷孕初期或末期做治療。懷孕中牙齒如果不舒服，可請牙醫做保守性且不太辛苦的處理。非治療不可時，請盡量於懷孕中期進行，並找平常熟悉的牙醫師會比較容易放鬆心情，安心接受治療。牙醫師也會衡量治療的必要性，盡量減少 X 光的照射及藥物的使用。

懷孕第一期（1 ～ 3 個月）

這時期是胎兒重要器官（手腳、腦神經系統、牙齒）形成的時期，若在此時服用不當藥物，或是接受過大劑量的放射線，可能會有造成自然流產的威脅，也可能形成畸形兒。所以，大多數牙醫師在此時只做緊急處理，不會做太過積極的處置。

懷孕第二期（4 ～ 6 個月）

可做侵犯性不大的牙科處理。在適當的保護下（穿鉛衣），也可以照射 X 光片。

懷孕第三期（7 ～ 9 個月）

只適合做緊急處理，而且要避免維持頭下腳上的姿勢太久，以免突然坐起來時造成姿勢性低血壓。

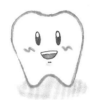
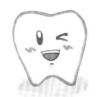

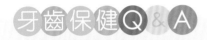

牙齒保健 Q & A

Q 哺乳期可以看牙嗎？

A 因為許多藥物會經由乳汁分泌，被嬰兒攝取進入體內，所以如果有哺乳，也要告知醫師。倘若非用藥物不可，最好服藥與哺乳間隔 4 小時以上，減少藥物在乳汁中的劑量；若有注射麻藥，那麼術後要及時把母奶擠出來丟棄不要餵給寶寶。

Q 懷孕期需要補充氟錠嗎？

A 當胎兒還在媽媽的肚子裡，許多乳牙牙胚就已經開始發育了。於是有人提出，是不是在懷孕時期補充氟錠對牙齒鈣化就會有幫助呢？截至目前為止，並沒有證據證明懷孕時期補充氟對孩子的牙齒發育有幫助，所以懷孕時並不需要特別去補充氟錠。但是懷孕時期由於荷爾蒙及飲食習慣的改變，有些孕婦有牙齒敏感的問題，便會建議使用含氟牙膏來刷牙，不但可以降低牙齒的敏感度，也能強化孕婦的琺瑯質。

Q 牙齒的健康和遺傳有關係嗎？

A 從前文的敘述，我們已經知道蛀牙是由許多原因共同造成的，雖然不會直接遺傳給小寶寶，但牙齒的質地、牙齒的排列、口水的成分、口水流量的多寡等因素，都可能影響蛀牙的機率，而這些因素就與遺傳有關係。因此，蛀牙雖然不會遺傳給小朋友，但容易蛀牙的體質卻有可能會遺傳，不過只要做好口腔清潔，即使體質上容易蛀牙的人，仍然能夠靠徹底清潔口腔來預防蛀牙。

0~6 個月嬰兒的 口腔照護

新生兒的口腔

0 ～ 6 個月的寶寶大部分還沒長牙，所以張開嘴巴可以看到牙齦及舌頭，整個口腔黏膜呈現粉紅色，有少數寶寶 4、5 個月就長牙，這也是正常的現象，不過越早長牙就意味著家長必須越早開始幫寶寶刷牙，以免蛀牙發生。

如何照顧新生兒口腔

寶寶尚未長出第一顆牙齒前，的確是無牙可刷，但寶寶的口腔清潔與衛生仍然每天都需要做到。在這個時期，寶寶攝取的主要食物無論是母奶或配方奶，都是非常容易變質、孳生細菌的。如果沒有清潔乾淨，殘留的奶垢經過一段時間容易在寶寶的口腔孳生細菌，有可能造成牙齦或口腔黏膜紅腫發炎，導致寶寶不適，甚至細菌也會隨著食物進入寶寶的消化道。

此外，在尚未長牙齒時就幫寶寶養成口腔清潔的好習慣，能夠讓寶

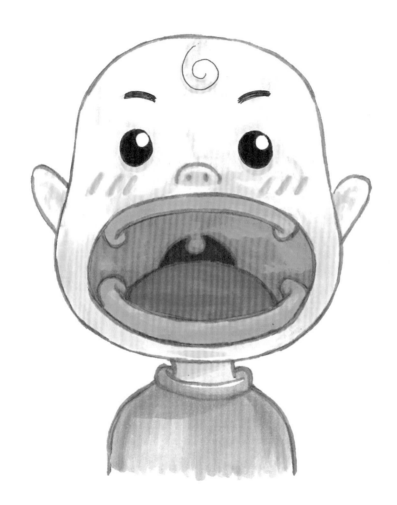

寶適應口腔有紗布巾摩擦的感覺，等到長牙後，寶寶比較能夠適應潔牙工具的觸感，才不會太過抗拒刷牙。

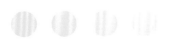

工具準備好

紗布巾、拋棄式的紗布、潔牙溼巾及溫開水。

	紗布巾	拋棄式紗布	潔牙溼巾
花費	較便宜	次之	較昂貴
清潔效果	佳	佳	佳
衛生程度	使用後須用清水清洗乾淨，並在通風處晾乾。	使用一次即丟棄，雖不夠環保但較爲衛生。	使用一次即丟棄，雖不夠環保但較爲衛生。
注意事項	·需要和洗澡用的紗布巾分開使用。 ·有霉斑或汙漬要立刻換新。 ·非必要盡量不使用洗潔劑，以避免化學物質殘留在寶寶口中。	注意不要讓棉絮殘留寶寶口中。	·注意有無不當的添加物。 ·注意是否會溶於水、容易破碎、容易掉落纖維。
外觀			

姿勢要正確

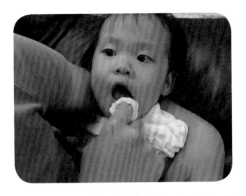

　　原則上還是要讓寶寶躺下，使室內光線可以照進寶寶口腔，家長也比較容易看到全口狀況，不過只要寶寶覺得舒服且願意配合，沒有絕對最好的姿勢。常用的姿勢為橫抱式，寶寶的頭躺在媽咪的左手臂，讓寶寶的手伸到媽咪背後，媽咪左手臂固定寶寶頭及握住寶寶手，右手可以操作紗巾布，來回摩擦牙齦表面，內外側都要擦到。

時間要掌握

　　如果能做到每次進食後及睡前幫寶寶清潔口腔，這樣是最理想。倘若執行上真的有困難，則至少要在睡覺前幫寶寶清潔一次口腔。

清潔的步驟

1. 爸爸、媽媽要將自己的手先洗乾淨並擦乾。
2. 將紗布巾的一角套在大人的食指上，用溫開水浸溼，伸入寶寶的口腔中開始清潔。
3. 口內清潔時只要操作順手，沒有一定的順序，也沒有一定要先清潔哪裡。潔牙時記得每次換一個部位，紗布巾也要換到還沒有使用過的部分。同時注意，如果不小心把溫開水弄髒了，隨時換一碗乾淨的。
4. 請記得上顎的左邊、下顎的左邊、上顎的右邊、下顎的右邊、正面的上下牙床及口腔黏膜都要擦到。
5. 最後是把包覆紗布巾的手指伸入寶寶的口中，稍微清潔舌頭及上顎。

6. 記得在整個口腔清潔的過程中可以邊刷邊唱刷牙歌，長度約 1～2 分鐘，唱完才刷畢，讓寶寶增加刷牙的耐心。

7. 如果寶寶已經會喝開水了，也可以讓寶寶在餐後喝點水，達到類似漱口的效果。

8. 如果寶寶排斥或抗拒刷牙，請不要對寶寶發脾氣，但還是要把潔牙步驟徹底做好，完成後別忘了安撫及讚美寶寶。

Memo

6~12 個月嬰兒的口腔照護

6~12 個月嬰兒的口腔

　　平均來說，嬰兒 6 ～ 8 個月時會開始長牙，通常是從下顎正中門牙先萌發，接下來則是下顎側門牙及上顎正中門牙。因此，張開嘴巴除了可以看到牙齦及舌頭之外，也可以看見門牙了，健康的牙齦及口腔黏膜呈現粉紅色。長牙的時間只是平均值，有人早一些，有人晚一些，我們也看過滿多孩子 1 歲後才開始長牙，只有極少數的孩子，他們患有一些特殊罕見疾病會合併牙齒的萌發異常，所以只要孩子健康，沒有全身性疾病，建議可以再觀察，不需太緊張，若真的不放心也可以讓牙醫師檢查一下。

如何照顧 6~12 個月嬰兒的口腔

工具準備好

　　紗布、指套牙刷、矽膠牙刷、嬰兒軟毛牙刷及溫開水。

　　由於口內牙齒越來越多顆，因此光使用紗布巾無法清潔到牙縫及門

牙背後凹陷處，寶寶這時必須開始練習
適應用牙刷刷牙，但牙刷刷毛的觸感常
讓寶寶覺得刺刺的不舒服，所以可
以先從指套牙刷、矽膠牙刷開始適
應，再慢慢進階到嬰兒牙刷。

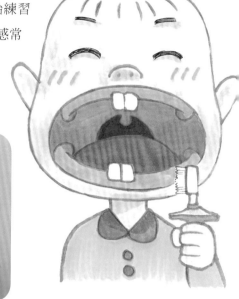

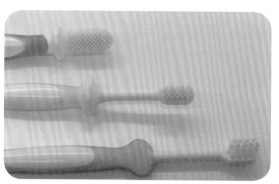

姿勢要正確

　　與 0 ～ 6 個月寶寶一樣，原則上還是要讓寶寶躺下，使室內光線可
以照進寶寶口腔，家長也比較容易看到全口狀況，不過只要寶寶覺得舒
服且願意配合，沒有絕對最好的姿勢。可以使用橫抱式及膝對膝式。

· **橫抱式**：寶寶的頭躺在媽咪
　的左手臂，讓寶寶的手伸到
　媽咪背後，媽咪左手臂固定
　寶寶頭及握住寶寶手，右手
　可以操作紗巾布，來回摩擦
　牙齒及牙齦表面，內外側都
　要擦到。

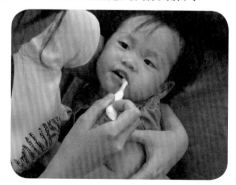

· **膝對膝式**：媽媽和爸爸面對面、膝對膝坐好，寶貝面對爸爸跨坐，接著讓寶寶躺在媽媽腿上，爸爸幫忙牽手和寶寶說話，讓媽媽儘速清潔全口。

時間要掌握

· 最好能做到每次進食後及睡前幫寶寶清潔口腔。
· 如果真的執行上有困難，則至少要在晚上睡前及白天睡午覺前，幫寶寶清潔口腔，並且不要在刷完牙後又喝奶。

清潔的步驟

1. 爸爸、媽媽要將自己的手先洗乾淨並擦乾。
2. 正確的刷牙方式為：上排牙齒從上往下輕刷，而下排牙齒則從下往上輕刷，或是一次刷兩顆原地水平震動 5 ～ 10 下，記得門牙的正面和背後都要刷。
3. 食指包覆紗布巾的一角用溫水沾溼，清潔口腔黏膜、未長牙的牙齦及舌頭。
4. 刷完牙後喝喝水。

1~3 歲幼兒的口腔照護

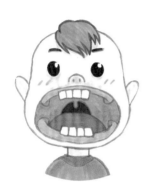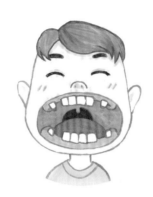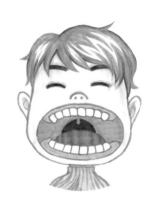

1~3 歲幼兒的口腔發育

　　1 歲以前，大部分的孩子門牙已經萌發了。1 ～ 3 歲的孩子開始慢慢長出犬齒、第一臼齒及第二臼齒，這時孩子的口腔發育已經具體而微了。這一套乳牙會伴隨孩子整個童年時期，家長如果能在這個時期學會清潔口腔的方法，就等於替孩子將來的健康打下良好基礎。健康的乳牙不但讓孩子有好的咀嚼能力，能使身體健康，也能幫助孩子發音、咬字清楚。一口明亮潔白的牙齒，更能讓孩子擁有自信的微笑。

如何照顧 1~3 歲幼兒的口腔

工具準備好

挑選一支合適的牙刷

　　牙刷刷頭的大小，以能夠涵蓋兩顆上門牙或三顆下門牙爲原則，這種大小的牙刷就是適合這個小朋友的牙刷。一般 1 ～ 3 歲的孩子大約適用「三排六束」的牙刷。至於刷毛的軟硬度該如何挑選呢？太硬的牙刷會造成牙齒磨損及牙齦流血，太軟的刷毛清潔效果不佳。家長可以在自己的手掌心原地來回震動，感受刷毛軟硬度，有刺痛感則代表刷毛太硬，輕輕一壓就變形則表示刷毛太軟。

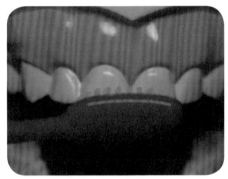

刷頭的大小能夠涵蓋兩顆上門牙

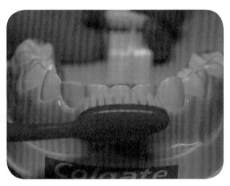

刷頭的大小能夠涵蓋三顆下門牙

挑選合適的含氟產品

　　氟能提高琺瑯質的硬度，讓琺瑯質抗蛀的能力增強。1 歲後的小朋友除了刷牙之外，也可以依照年紀及生活習慣的不同開始使用含氟產品。市面上最常見的含氟產品有含氟牙膏、含氟漱口水及氟錠。這麼多含氟產品該如何選擇呢？

· **含氟牙膏**：牙膏除了含氟之外，其實還有許多添加物，例如：起泡劑、研磨劑、色素、香料等，所以建議小朋友要先學會漱口後，才能夠使

用牙膏。3歲幼兒的牙膏用量約每次刷牙擠出一顆豌豆的大小，一天刷兩次，這樣一天氟的接觸量就安全又有效。

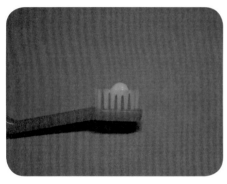

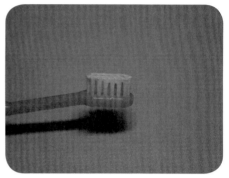

3歲幼兒的牙膏用量約每次刷牙擠出一顆豌豆的大小

初學使用牙膏的小朋友可以先在刷毛上擠出薄薄的一層牙膏開始練習

· **兒童含氟漱口水**：這個年紀的孩子即使已經學會漱口，但口腔肌肉控制能力還不是很好，所以漱口水可以用擦拭的方式。當孩子用牙刷沾開水清潔完牙齒後，家長可以用漱口水把紗布巾沾溼再擰乾，用這塊半乾的紗布將牙齒前前後後都擦拭一遍，就可以取代牙膏的使用。

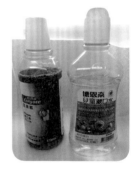

· **氟錠**：當每天睡前清潔完牙齒後，將適量的氟錠含在口內，讓其緩慢溶解釋放。切記不要讓孩子咀嚼後快速吞下，因為直接接觸的效果會大於吞入後的效果，也不要邊睡邊含以免發生噎到的危險。氟錠睡前若忘記服用，隔天不用補吃。不需要三天忘了吃，想起來時就一次吃三天。一定要將氟錠放在孩子拿不到的地方以免誤食過量。

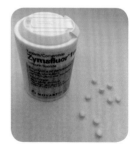

含氟產品這樣使用最安全

市面上含氟產品種類繁多，建議每天只要貫徹使用其中一種即可。不需要為了怕蛀牙，先使用了含氟牙膏刷牙，再用含氟漱口水漱口，最後再含氟錠，這樣反而會適得其反，產生「氟斑齒」，小朋友牙齒的琺瑯質會上出現「白色斑點」或「白色條紋」。別忘了刷乾淨才是重點，含氟產品只是其次。

牙線的使用

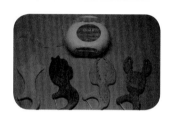

很多人以為牙縫沒有食物殘渣就不需要用牙線，其實牙縫中還是會形成牙菌斑，因此一天至少使用一次牙線是必須的。幼兒因為無法自行使用牙線，所以必須由家長代勞。如果小朋友配合度不高，或者口腔太小使用牙線不易，暫時可用牙線棒代替。但只要小朋友配合度提高、耐心增加，那麼還是要使用牙線。

動手刷牙了

準備好牙刷、牙線、紗布巾及含氟漱口水，接下來就進入了重頭戲——刷牙。這個年齡孩子的口腔觸覺敏感、耐心短暫，幾乎都不能配合刷牙。這時家長一定要掌握下面的要點：「眼明」、「手快」、「膽大」、「心細」，把潔牙工作做完整，不能因小朋友哭鬧而心軟。只要在固定的時間、固定的地點，日復一日訓練孩子養成習慣，孩子就漸漸不會對刷牙感到不快或沒耐心。

眼明

為了讓刷牙的視線清楚，一眼就看得見後牙，幫小朋友刷牙應該要讓其躺著。一般人刷牙習慣在浴室站著刷，其實這樣後牙區根本看不見，

小朋友也很容易閃躲。我們可以選擇客廳的沙發上或床上，打開房內的大燈，讓燈光直接照射到口腔，才看得清楚。

手快

重點是掌握刷牙要訣，並加快手部動作。幫小朋友刷牙很難貫徹貝氏刷牙法，但只要掌握兩個原則也可以把牙齒刷乾淨。

· **原則 1**：一次只刷兩顆牙，而不是整排一起刷。牙刷放在牙齒表面，原地水平震動十下，再換下兩顆。

· **原則 2**：前牙有正面和背面，而臼齒則多了咬合面，每一面都要刷到。因此，家長必須練習雙手來回震動的次數，讓單位時間內震動的次數增加，才能在孩子耐心耗盡前結束刷牙。如果孩子沒有辦法刷那麼久，也許可以考慮用電動牙刷，不過不管電動、手動，一定要放到對的位置、兩顆兩顆刷才有效。

膽大

當然孩子不可能每次都乖乖配合刷牙，但家長不能因而心軟，別忘了等到真的有蛀牙要治療時，看著孩子在診療椅上受苦，對父母來說才是椎心之痛。刷牙的姿勢依照小朋友配合度不同，家長可以試試下面幾種姿勢。

1. 合作的小朋友讓他直接躺在家長的大腿上，家長可以空出雙手，一手撥開嘴唇，一手用牙刷刷牙。

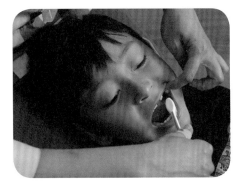

2. 愛揮動雙手阻擋的小朋友，家長可以試試側抱。慣用右手的家長，就讓孩子側躺在家長的左手臂，家長的左手可以抓住孩子的左手，把自己的右手空出來刷牙。

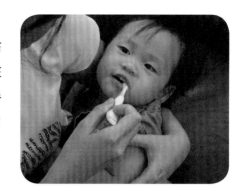

3. 愛手舞足蹈的小朋友，我們就要採用「十字固定法」。小朋友呈大字型躺好，雙臂打開，家長用雙腿來固定孩子的雙手，如果身體扭動太厲害，還可以用大浴巾先把孩子的身體包裹固定再刷牙。

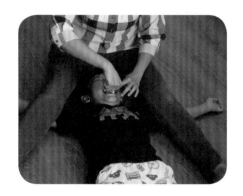

心細

最後就是要耐心仔細地完成潔牙工作。除了每顆牙用牙刷刷乾淨之外，還要拿起牙線把牙齒的鄰接面刮乾淨，把牙線放入緊緊的牙縫時，可以左右拉動，採取類似鋸木頭的方式慢慢往下，不要用蠻力下壓，比較不會傷害到牙齦，也比較不會讓小朋友覺得不舒服，接下來前面牙齒刮三下，後面牙齒刮三下。最後再用紗布巾沾取少量的漱口水，每一面牙齒都擦拭乾淨，刷牙的工作才算完成。

建議 6 歲以上的孩子才使用直接漱口的方式，每次約 5~10c.c.，含

在口內一分鐘後吐掉。刷完牙，記得要狠下心，別再喝奶、吃東西，這樣就前功盡棄了，因為牙菌斑、奶垢很黏稠，就算漱口也沒有用。

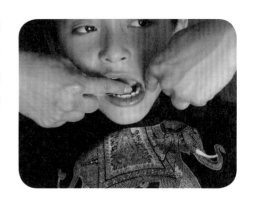

幫助不同個性的孩子愛上刷牙

偶像崇拜型

現代孩子的生活中少不了電視及 DVD 節目，所以很多卡通人物成了孩子的偶像，而很多節目也加入了鼓勵孩子刷牙及看牙醫的內容。家長不妨可以寓教於樂，鼓勵孩子要像劇中的主人翁一樣乖乖刷牙才是好寶寶。

模仿天王型

有些孩子天生喜歡學習父母和兄姐的行為，例如：他們會喜歡學大人拿著話筒講電話。我們不妨利用這個特質，在自己和兄姐刷牙時讓孩子在旁邊觀看，久而久之也可以養成習慣。

飽讀詩書型

市面上越來越多的童書、繪本在教導口腔保健知識，帶著孩子多閱讀，並慢慢轉化成觀念和習慣，在刷牙時就容易說服孩子配合。

相信權威型

有些孩子常常父母苦口婆心說破了嘴也改變不了，但只要老師和醫生的一句話，他就會乖乖照做。這時不妨請老師或醫生幫忙耳提面命，教導告誡孩子刷牙的重要，但是切記不要拿醫生來恐嚇孩子：如果不刷牙就要帶去找醫生拔牙，這樣反而會讓孩子恐懼刷牙、看牙。

讚美鼓勵型

口頭的鼓勵和實質的小獎品能激勵孩子持續表現好的行為。刷完牙後別忘了適時給予讚美、蓋一個好寶寶印章或發一張小貼紙，就能夠讓寶寶愛上每天的刷牙時刻。

吃硬不吃軟型

當然更多時候，什麼方法都試了，孩子仍舊不肯乖乖刷牙。建議家長還是要下定決心，狠下心來把姿勢擺好，把牙徹底刷乾淨。每天在固定的時間、地點，將生活習慣像儀式一般日復一日反覆實行，這樣等寶貝快到 3 歲時刷牙就不會再哭鬧了。

3~6 歲兒童的
口腔照護

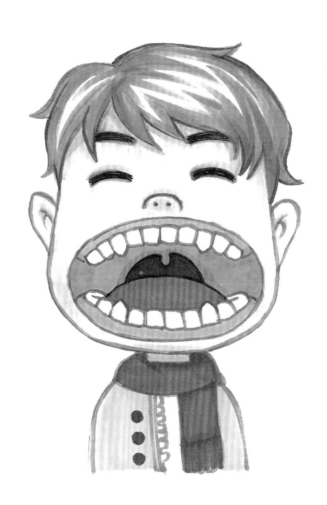

3~6 歲兒童的口腔

乳牙大約在 3 歲前長齊，上顎會有兩顆正中門牙、兩顆側門牙、兩顆犬齒、兩顆第一臼齒及兩顆第二臼齒，下顎亦同，所以乳牙一共有二十顆。

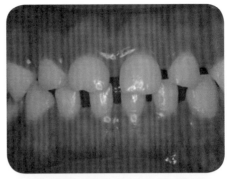

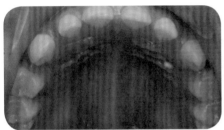
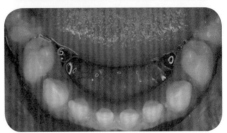

如何照顧 3~6 歲兒童的口腔

想要擁有一口潔白乾淨的牙齒，除了認真刷牙之外還不夠。常常有家長覺得心灰意冷，明明已經非常認真刷牙了，蛀牙依然一再發生，這是因為沒有在飲食習慣上下功夫，想要遠離蛀牙孩必須從改變飲食習慣做起。

正餐請在 30 分鐘內吃完

從寶寶接觸副食品開始就離不開含醣食物，舉凡米飯、粥、麵條、麵包，這些主食類都是澱粉。如果我們放任讓孩子邊吃邊玩，或者邊吃邊看電視，吃一餐飯要花 1、2 個小時，就等於是讓琺瑯質沉浸在含醣的環境中，大大提高了蛀牙的機會，所以不論大朋友或小朋友，正餐都要訓練在半小時左右吃完。

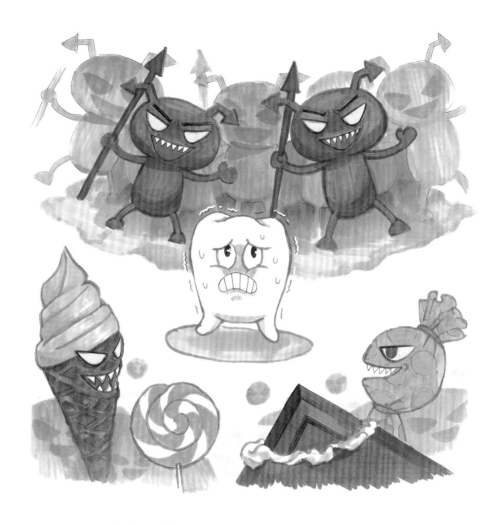

零食完全都不能吃嗎？

　　市面上的零食琳瑯滿目，這些含糖量高及過度精製的食物，非常容易造成蛀牙。但是感覺小孩子沒吃零食就好像沒有童年，如果能選在對的時間點，小朋友少量吃零食是無傷大雅的。如果小朋友能在 30 分鐘內吃完正餐，那麼在正餐後可以吃少量零食，吃完後馬上刷牙，刷完牙就只能喝白開水，這樣便比較不容易蛀牙。

不要用含糖飲料取代開水

有些孩子平常不愛喝水，家長為了增加孩子攝取的水分或其他健康的因素，而以蜂蜜水、糖水、檸檬水、果汁或運動飲料來取代開水，使得琺瑯質長時間泡在含糖飲料或酸性飲料當中，非常容易造成琺瑯質脫鈣或蛀牙。

三餐定時定量

成長中的孩子經常容易感到飢餓，控制零食攝取的最好方法，就是三餐定時定量，三餐吃得飽，攝取足夠營養，對點心的依賴才會降低。

選擇不容易造成蛀牙的食物

雖然沒有任何食物可以預防蛀牙，卻能藉著慎選食物的種類來降低蛀牙率。例如：鹹點會比甜點來得好，零食盡量不選擇黏性高的種類（例如：軟糖），天然食物比精製食物來得好。

	甜點、零食	飲品	水果	早餐抹醬
甜食	巧克力、棒棒糖、軟糖、口香糖、蛋糕、冰淇淋、甜甜圈、餅乾	優酪乳、運動飲料、汽水、可樂	罐頭果汁、葡萄乾、水果乾	果醬、蜂蜜、花生醬、巧克力醬
替代品	堅果類、起士、無糖口香糖、蘇打餅乾、洋芋片	開水	新鮮水果	肉鬆、魚鬆

6~12 歲學童的 口腔照護

認識恆牙及換牙時間表

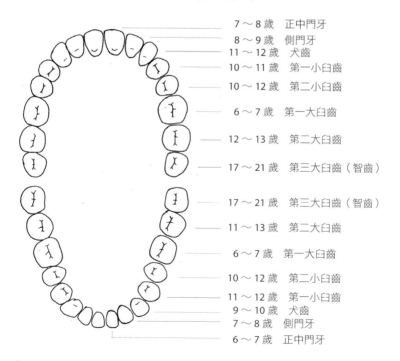

7 ～ 8 歲　正中門牙
8 ～ 9 歲　側門牙
11 ～ 12 歲　犬齒
10 ～ 11 歲　第一小臼齒
10 ～ 12 歲　第二小臼齒
6 ～ 7 歲　第一大臼齒
12 ～ 13 歲　第二大臼齒
17 ～ 21 歲　第三大臼齒（智齒）
17 ～ 21 歲　第三大臼齒（智齒）
11 ～ 13 歲　第二大臼齒
6 ～ 7 歲　第一大臼齒
10 ～ 12 歲　第二小臼齒
11 ～ 12 歲　第一小臼齒
9 ～ 10 歲　犬齒
7 ～ 8 歲　側門牙
6 ～ 7 歲　正中門牙

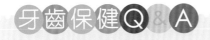

牙齒保健Q&A

Q 乳牙門牙已經掉了快一年，都還沒長恆牙，怎麼辦？

A 有些情形下（如小時候撞傷、較嚴重的蛀牙），恆牙的大門牙會有阻生的情形。因為牙齒有沒有繼續萌發，需要時間上幾次的評估，才能判斷是否真的阻生。一般會先觀察與其他牙齒的位置，間隔幾個月以 X 光片檢查生長情形，門診中也有小朋友乳牙掉落後，恆牙間隔將近兩年才萌發，所以很難單就一次的診察判斷阻生與否。

如果真為阻生，才考慮以手術加上矯正來拉出牙齒，這就需要進一步詳細評估是否可行。

Q 我的孩子已經小一，牙齒都還沒搖，同學有的中班就已經換牙了，會不會換太慢？要不要補充鈣質呢？

A 一般孩子平均 6 歲左右開始換牙，「平均」並不是每個孩子都一樣，落差時間可能有 1～2 年，所以不用太擔心，況且換牙慢與鈣質也沒有太大關係。

如何照顧 6~12 歲學童口腔

當孩子漸漸長大，自主性變強，開始不喜歡讓家長檢查刷牙。通常到了國中時期，孩子在脫離了父母的管轄範圍後，口腔衛生開始變差，所以到了這個時期，口腔衛生觀念不只是父母必須具備，更需要落實到孩子身上。

孩子不刷牙常見的三大理由：（1）忙於課業沒時間刷牙。（2）太累沒力氣刷就睡著了。（3）認為刷牙太麻煩。調查顯示，二成三國中生睡前不刷牙，男生比女生多；也有城鄉差距，住鄉鎮的國中生睡前刷牙比率較市區學生低。如果睡前不刷牙，會造成細菌、菜渣整夜在口腔內繁殖、發酵，將來容易變成一口爛牙。

6~12 歲學童口腔保健掌握 333 原則

1. 三餐飯後要刷牙這是一定得做到的基本功。孩子常常忽略在學校吃完營養午餐後要刷牙，此外若有吃消夜更要刷完牙才睡覺。

2. 餐後 3 分鐘內要刷牙，餐後要儘快清除食物殘渣，不要讓牙齒曝露在蛀牙的危險中，不過如果剛喝完酸性飲料或汽水，建議先徹底漱口後再刷牙。

3. 每次刷牙 3 分鐘，刷牙必須兩顆兩顆刷，每次震動 10 遍，牙齒的每一個面都要刷到，這樣全口刷完差不多要花 3 分鐘以上。

此外，餐後使用牙線、刷牙配合含氟牙膏、每半年定期讓醫師檢查牙齒，有小問題儘快處理才能有效預防蛀牙。

認識防蛀溝隙封填

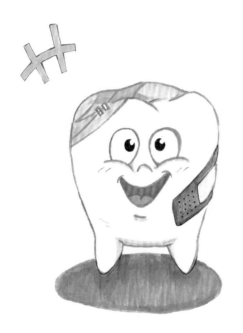

什麼是 6 歲齒？

　　小朋友在 6 歲左右開始換牙，不但前牙會開始動搖替換，在所有乳牙後方還會新長出一顆大臼齒，我們稱爲「恆牙第一大臼齒」，也因爲這顆牙是在約 6 歲左右萌出，所以俗稱「6 歲齒」。

6 歲齒為什麼容易蛀？

通常前牙部位的換牙情形家長比較容易觀察得到，但此時後牙的萌發卻因為不容易看到而常被忽略，加上剛萌出的新牙齒會低於前面牙齒的咬合平面，更造成觀察的困難，在清潔方面也不易做好，所以非常容易蛀牙。

臼齒的咬合面存在著許多不規則的凹溝，這些凹溝不但容易堆積食物殘渣，更是細菌的溫床，也是容易蛀牙的原因。

溝隙封填劑能有效預防蛀牙

如果我們能在蛀牙發生前把凹溝徹底清潔乾淨，並且把它填平一點，就能提早預防臼齒咬合面的蛀牙。而溝隙封填劑是一種流動性很好的牙科樹脂類材料，可以深入臼齒凹痕的細縫，把平日難以清潔的凹痕填平，使得刷牙的死角減少，進而預防蛀牙。

一些相關的研究顯示，溝隙封填能預防 70 ～ 98％的蛀牙，因此政府也開始推廣為小一以上的學童施作溝隙封填保護劑。

有塗氟了還需要做溝隙封填嗎？

有一些家長常會問到，塗氟和溝隙封填保護劑都是在牙齒塗上一層東西，那麼已經有塗氟了，為什麼還要再做溝隙封填保護劑呢？其實這兩者的防蛀機轉並不相同。

氟化物塗在牙齒表面可以增強牙齒抗酸與再礦化的作用，減緩蛀牙產生。研究指出氟預防蛀牙的功能主要在牙齒的平滑表面，然而在溝隙的部位，由於清潔困難，氟的效果較不顯著。不論是塗氟，還是做溝隙封填，倘若無法配合適當口腔清潔，還是會引發蛀牙的。

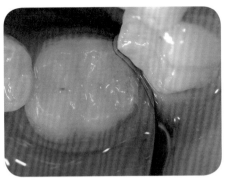
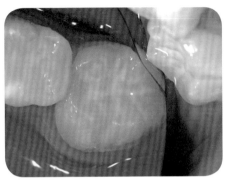

施作溝隙封填前臼齒咬合面存在許多凹痕隙縫不容易清潔乾淨

施作溝隙封填後凹痕有了保護咬合面光滑好刷

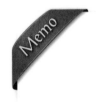

口腔常見
問題篇

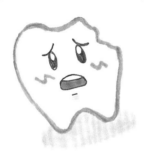

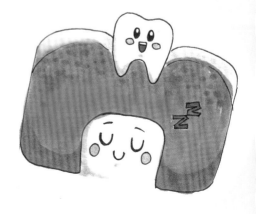

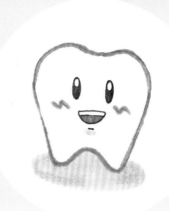

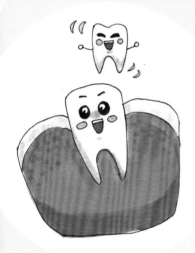

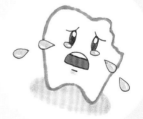

1歲以下常見的口腔問題

為什麼寶寶一出生就有牙齒

　　乳牙平均 6～8 個月才會萌發，但是有的寶寶卻一出生或出生沒幾天在口內就出現牙齒，常見的部位是在下顎的前牙區，這稱之為「新生兒牙」。老一輩的人甚至會把它當作不祥的象徵，急急忙忙照會牙科醫師來處理。這樣的牙齒有一部分情形是真正的乳牙萌發了，如果貿然拔除那麼乳牙就少一顆了。而有另一部分其實是多生牙，並非真正的乳牙，這種牙齒常常琺瑯質發育不全、形狀怪異，或者牙根生成不良，如果會動搖或吸奶時會磨破舌頭，醫師就會決定將它拔除。

何時需拔除新生兒牙？

· 牙齒動搖有吞入或噎到的危險。
· 牙齒會磨破寶寶的舌頭和嘴脣。
· 牙齒會磨破媽媽的乳頭。

牙齦上的塊狀或點狀白斑到底是奶垢，還是念珠菌感染？

嬰兒的口腔黏膜偶爾會見到白斑，通常會微微突起呈現點狀或片狀，有些寶寶會在感冒發燒後出現，這些白斑到底是奶垢，還是念珠菌感染呢？

判斷小訣竅

· 如果用沾溼的紗布巾輕輕擦拭白斑就不見，那麼是奶垢的可能性很高。
· 如果擦拭不掉，或者要用力一點才能刮除，刮除後下方的口腔黏膜發紅並容易出血，那麼就要懷疑是念珠菌感染。
· 如果僅舌頭有白斑，其餘口腔黏膜皆是健康的粉紅色，那麼是奶垢的可能性高，因為念珠菌感染很少只侵犯到舌頭，念珠菌感染會侵犯到兩側頰黏膜、上下唇黏膜、舌頭和牙齦等。

念珠菌感染的照護重點

· 擦抗黴菌藥物，常用藥物為 Nystatin 或 Mycostatin，一天擦四次。為了使藥物能停留在病灶上久一點，而不被奶水沖掉，必須在孩子進食後擦藥，方法為用棉棒直接塗抹在白斑上。要擦到白白的斑塊消失整整三天，才可以停藥。如果是親餵母奶，在乳頭周圍也要擦藥。
· 奶瓶、奶嘴及固齒器、飲食器具徹底清潔消毒，可浸泡在 55℃的水 15 分鐘以上，殺死念珠菌。
· 注意口腔衛生，餵完奶後，以紗布沾少許開水，清潔口腔牙齦及舌頭，以免口腔內存留奶垢。
· 奶水溫度勿太熱。

· 選用柔軟奶嘴或減少吸奶嘴的時間，以免反覆摩擦到患部。

· 改變餵奶習慣讓寶寶喝快一點，不要餵食超過 20 分鐘，不要讓奶瓶或乳頭變成安撫奶嘴。餵太久會增加口腔黏膜的摩擦，周歲後的寶寶可以用杯餵，就不會摩擦到病灶。

· 若反覆發作或較大年齡仍出現，要小心是否有免疫功能異常。

· 若口腔內潰爛嚴重，且發燒、無法進食等，有可能是腸病毒或疹性齒齦舌炎，一定要儘速就醫。

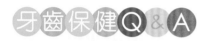

牙齒保健Q & A

Q 寶貝上面兩顆門牙中間有一塊肉連著嘴脣，會影響發音和牙齒排列嗎？是否要手術呢？

A 脣繫帶的位置比較低，臨床上滿常見，門牙靠牙齦的地方會比較難清潔，請媽媽一手把脣撥開，一手操作牙刷，比較不會拉傷到繫帶。通常換恆牙時骨骼的形狀變化，繫帶位置就會向上移，很少需要手術處理，建議先觀察，如果不放心也可以請醫師看一下，順便指導清潔的方式。

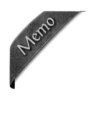

如何訓練寶寶的咀嚼能力

嬰兒時期訓練咀嚼和吞嚥很重要

寶寶從一出生後，就有尋覓乳頭、吸吮、吞嚥的本能，當寶寶吸入母奶後接著就會有吞嚥奶水的反射動作，同時在吞嚥時，下顎會向上頂同步運動顎骨及舌頭。透過「吸吮－吞嚥」反覆的運動，顏面肌肉運動能力會越來越協調且進步。

咀嚼能力需要漸進的訓練，包含了舌頭、顎骨、牙齒、臉部肌肉、嘴唇等配合，才能夠順利將口腔裡的食物磨碎或咬碎，進而吃下肚子。因此，需要長時間循序漸進且經常練習使用，才能夠有很好的咀嚼能力。如果家長沒有積極訓練寶寶，並忽略提供各個階段不同的副食品，等寶寶過了 1 歲後，家長就會開始發現寶寶只喜歡繼續喝流質食物，遇到較固態的食物會含在口中不願意吞嚥，或是直接吐出來，寶寶因為沒有良好的咀嚼能力，有可能造成營養不均衡、挑食、吞嚥困難，甚至顎骨發育不足及齒列擁擠等問題。

家長常見的錯誤觀念

· 超過 6 個月還沒開始吃副食品。1 歲前是咀嚼訓練的黃金期，有些家長可能怕寶寶過敏或其他因素，而沒有開始訓練，卻在奶中加入一些人工添加物，影響了寶寶咀嚼能力的發展。

· 怕寶寶消化不良而把食物煮得太爛或剪得太碎，食物的質地和大小應該隨著不同發展階段而逐漸調整，不能總是停留在又軟又爛又細碎的食物，這樣也會影響咀嚼能力。

· 母奶和配方奶並非萬能，超過 1 足歲後奶類的營養已不敷需要，寶寶的正餐開始要以副食品為主。

分齡訓練口腔動作及咀嚼

年齡	發展狀況	訓練重點	副食品形態	副食品建議
4～6 個月	· 吸吮及吞嚥液體食物的動作已經成熟，可以順利喝奶。 · 舌頭及嘴唇運動協調度仍不足，有時會把食物推出來。	· 建議從4個月大開始（若有過敏體質，可從6個月大開始）。 · 提供寶寶糊狀或泥狀等奶類之外的食物。 · 使用小型、材質安全且較淺的湯匙來餵食。 · 寶寶抓握能力較好時，可以開始提供合適的嬰兒餅乾，同時也可訓練手眼協調。	流質或半流質	米粉糊、蘋果泥、果汁、菜湯、合適的嬰兒餅乾等。

6～10個月	·寶寶開始長門牙了，但切斷食物能力還不好。 ·會用上下牙齦研磨食物。 ·舌頭及嘴脣運動協調度進步。 ·寶寶主動進食的慾望增強，看到別人吃東西，也會想要嚐嚐。	·提供更爲多樣化的副食品，濃稠度可以更高。 ·如果寶寶已經長牙，也可以給寶寶一些自己手拿的食物，例如吐司或水果片。 ·藉助固齒器舒緩長牙不適。	半流質或半固體	·菜泥：如菠菜泥、青花菜泥、高麗菜泥、馬鈴薯泥、胡蘿蔔泥。 ·果泥：蘋果、香蕉、木瓜。 ·其他：麵包片、豆腐與稀飯等。
10～12個月	·寶寶已經長出了4～6顆牙，咀嚼能力及口腔肌肉更加協調。 ·適當的咀嚼，可以刺激乳牙、下顎、臉部肌肉的發育。	·協助寶寶脫離奶瓶，先用裝有吸管的水杯，慢慢再改爲一般的鴨嘴杯。 ·三餐漸進改以副食品爲主，牛奶爲輔。 ·三餐內容仍要以容易消化的食物爲主，避免過度調味及油膩。 ·練習自己用手拿取食物進食。	半固體或固體	白飯、軟麵條、蔬菜粥、肉粥、肉泥、蒸蛋與煮爛的青菜。
周歲以後	·寶寶越來越善於利用牙齒。 ·咀嚼能力及口腔動作更加協調。 ·手部動作會更加精細。	·開始訓練寶寶用一般水杯喝水。 ·寶寶1歲半左右試著提供和大人一樣的食物，但是避免油炸類。 ·請多注意寶寶的消化吸收情形，避免過度調味及油膩。 ·除了用手之外，可以開始訓練寶寶用湯匙進食，增進手眼協調的能力，以及自理能力。	固體爲主	提供易消化的六大類食物。例如：魚肉、白飯、青菜段、水果塊。

89

訓練咀嚼能力的好處

1. 協助寶寶順利從副食品慢慢轉為成人化的食物。

2. 循序漸進的訓練有利於腸胃功能發育和營養吸收。

3. 逐步轉換副食品能滿足每一階段寶寶的營養需求。

4. 有助於牙齒的發育及排列。

5. 有助於臉部、口腔肌肉及顎骨的生長。

6. 舌頭、嘴脣等口腔肌肉的靈活度，會影響未來說話的發展。

7. 練習自己進食的過程中，也提高了手眼協調能力。

認識奶瓶性齲齒

　　1 歲以前寶寶的主要食物是奶類，有些寶寶更是需要邊吸奶邊睡覺，但不論是配方奶或母奶都含有乳糖，在睡著時，口腔內唾液的分泌減少，加上剛喝完奶，整個口腔就像是細菌的溫床。細菌會分解醣類產生酸性物質，進而腐蝕琺瑯質，久而久之就會形成蛀牙。

　　奶瓶性齲齒好發於 1 歲多到 2 歲多的幼兒，最常發生的區域是上顎門牙區，如果習慣不改，過了一段時間會慢慢侵犯到上、下顎的臼齒，下顎門牙區由於靠近舌下唾液腺的開口，因此唾夜流量豐富不容易蛀牙，如果連下顎門牙都蛀了，就代表這個小朋友口腔衛生極度不良。要預防奶瓶性齲齒，應該要在孩子 1 歲後戒除用奶瓶喝奶的習慣，改用杯子餵才不會養成邊吸奶邊睡覺的習慣。如果短時間內無法戒除用奶瓶的習慣，可以睡前將奶水沖淡，一開始先沖淡一半的濃度來飲用，幾天後再調得更淡，慢慢地完全喝白開水，約要花個幾週的時間。

　　很多家長會問，蛀牙有前兆嗎？答案是，有的！在蛀牙即將發生的初期，細菌產生的酸性物質會腐蝕琺瑯質，造成琺瑯質表面鈣質流失，這個時期琺瑯質表面失去了應有的光亮，原本如陶瓷般堅硬的表面，會

變成像粉筆一般失去光澤，有時顏色是粉白色、有時顏色是粉黃色或粉褐色，怎麼刷都刷不乾淨，這個時期稱之為「脫鈣」。

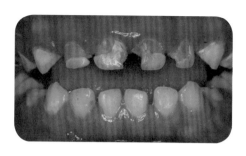

那麼脫鈣可以補救嗎？脫鈣是一個可逆的中間過程，只要在這個時期貫徹刷牙，那麼牙齒會再鈣化，恢復堅硬的表面，但如果繼續忽略刷牙，那麼脫鈣就會漸漸形成蛀牙。

「氟」在這個時期扮演了重要角色。氟化物能促進琺瑯質的再鈣化，在這個階段如果能將牙齒清潔乾淨，並且適量和氟接觸，那麼牙齒就能再鈣化，恢復成堅硬的琺瑯質。因此，脫鈣是一個可逆的中間過程，如果妥善照顧，雖然琺瑯質顏色無法恢復，但質地卻可以變堅硬。倘若不好好刷牙，繼續含著奶瓶睡覺，那麼脫鈣就會惡化成蛀牙。

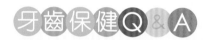

牙齒保健 Q & A

Q 喝母奶比較不會蛀牙，也要刷牙嗎？

A 喝母奶的寶寶與喝奶粉的寶寶一樣，會有奶瓶性齲齒的問題，所以喝完奶一定要徹底清潔牙齒，只長了前牙的寶寶可用紗布沾開水把牙面清乾淨（正面、背面都要）；如果連後牙都長了，那最好都使用牙刷刷乾淨。喝母奶的寶寶常常會把媽咪的乳房當成安撫奶嘴想到就吸，這樣會造成牙齒長時間泡在奶垢中，導致很嚴重的蛀牙，提醒餵母奶的媽咪一定要多加注意。

Q 小朋友牙齒上有褐色的斑，怎麼刷也刷不掉，是不是蛀牙了呢？

A 牙齒的表面就像是細菌的畫布，沒有清潔乾淨的牙齒，就等於是放任蛀牙菌在上面盡情揮灑。牙齒表面常見的色斑有粉

白色、黃色、褐色和黑色，到底這些色斑是什麼呢？

最常見的是牙垢

牙垢就是厚厚的牙菌斑，牙垢如果吸附了食物中的染色，那麼也會形成色斑。不過這些色斑是刷得掉的，只要多注意清潔就會消失。

最要小心的是脫鈣和蛀牙

如果牙齒顏色變成粉白、粉黃或褐色，連牙刷或紗布都處理不掉，就有可能是脫鈣的情形，甚至已經是早期蛀牙！脫鈣是指牙齒表面琺瑯質受到酸的侵蝕，雖然表面還完整，可是硬度軟化，如果清潔不當，再過一段時間就會形成蛀牙。門牙的脫鈣常常是因為含著奶睡覺，加上清潔做得不夠徹底造成的，脫鈣的牙齒表面硬度已經變軟，所以會變成粉白色或咖啡色，這時牙齒已經無法再回到原本的顏色，可是在此階段如果能好好的照顧、注意清潔，就可以讓硬度維持住，而不形成蛀洞。

牙齒染色影響美觀和自信

有另外一種色斑刷也刷不掉，甚至會蔓延很多顆牙造成美觀上的影響，這種色斑是牙齒染色。造成牙齒染色常見的原因有兩種：第一種是食物的顏色留在牙齒上，例如：茶、咖啡和中藥；一些營養補充品，例如：維他命、鐵劑、藻類，也有可能造成染色。另一種說法是，每個人口腔環境和口內的菌種不同，有些孩子口內的細菌比較容易產生色素，如果染色的時間比較久，可能還是要請醫師用機器才能清除。不過即使清掉，還是會慢慢再染上；會被染色的地方，大多是比較不容易清潔的地方，所以還是建議讓醫師檢查看看染色的下方有沒有產生蛀牙。容易染色的小朋友，吃有顏色的食物飲料後要常常漱口或刷牙，孩子大一點就可以讓牙醫師潔牙拋光，建議與半年塗氟一起處理即可。

	牙垢	脫鈣	蛀牙	染色
顏色	白色、黃色	粉白色、黃色、褐色	黃色、褐色、黑色	黑色、褐色
刷牙	刷得掉	刷不掉	刷不掉	刷不掉
處理方式	加強刷牙，牙菌斑顯示劑輔助使用	尋求牙醫師專業建議	尋求牙醫師專業建議	尋求牙醫師專業建議

Q 我的寶貝已經滿周歲了還沒長牙，這樣正常嗎？

A 平均來說，嬰兒 6 ～ 8 個月時會開始長牙，但也有滿多孩子 1 歲後才開始長牙。只有極少數的孩子患有一些特殊罕見疾病，會合併牙齒的萌發異常。因此，只要孩子健康沒有全身性疾病，建議可以再觀察，不需太緊張，如果真的不放心也可以讓牙科醫師檢查一下。

寶寶長牙免煩惱

　　1歲半的小嘉是一個健康寶寶，平常最愛吃媽媽煮的蔬菜大骨粥，白天盡情遊戲玩耍，晚上一覺到天亮。但是這幾天，小嘉半夜卻常常嚎啕大哭要抱抱，早上起床後，媽媽發現他老愛把手放進嘴巴，還會跟媽咪說「痛痛」，平常最愛吃的食物也不吃了，身體也微微發燒，刷牙時還發現他的後牙齦出血了。焦急的媽咪趕緊帶小嘉到牙醫診所求助於兒童牙科醫師，經過醫師檢查才發現原來小嘉長乳牙大臼齒了，醫師告訴媽咪一些注意事項，並請媽咪多注意口腔清潔，這些不舒服的現象幾天後就會改善。

長牙的時間及順序

　　一般說來，嬰兒約 6 ～ 8 個月大長牙，不過這只是平均數字，有人提早至 3、4 個月，有人延後至周歲才長牙。我們常常會在門診看到焦急的媽媽，抱著剛滿周歲卻未長牙的小寶寶來到門診，擔心牙齒為什麼長那麼慢，一般我們都會建議先觀察。只有極少數的孩子患有一些特殊罕見的疾病，會合併牙齒萌發異常，例如：先天性甲狀腺功能不全、骨化

不全症候群、維生素 D 缺乏、染色體疾病或腦下垂體疾病等。不過，通常這些寶寶除了牙齒之外，還會出現其他臨床症狀，所以只要寶寶身體健康，我們都會建議先觀察。

乳牙長牙的順序和約略時間，原則上是左右對稱，下顎牙齒會比相對應的上顎牙齒早一點萌發。

長牙會有哪些症狀

喜歡將玩具或手指放入口中

寶寶長牙時，牙齦會覺得癢，而變得喜歡咬人或咬東西。

牙齦紅腫疼痛或潰瘍

在牙齒萌出時，牙齦邊緣會有一圈紅紅的發炎現象，稱為「萌牙性齒齦炎」，寶寶會感覺疼痛，或者因紅腫的關係，咀嚼時更容易受傷而導致疼痛。

容易煩躁哭鬧

這個年紀的孩子認知及行為的發展，讓他逐漸注意外面的世界，並且開始善於表達自己的情緒，長牙時所有的不舒服都有可能使寶寶容易煩躁哭鬧。

發燒

有部分孩子在長牙時會輕微發燒，這是由於牙齒穿出牙齦時的一些發炎反應所導致。但這種發燒幾乎不會超過 38℃，小寶寶發燒若有超過 38℃，就要請小兒科醫師判斷是否有其他感染。

流口水

在剛長牙的同時，寶寶的唾液腺也漸趨發育成熟，但寶寶的吞嚥肌群並沒有十分發達，吞嚥口水的能力較弱，所以才讓人覺得寶寶口水流個不停。

拉肚子

這個時期的孩子開始接觸多樣化食物，容易因食物或飲食習慣的改變，而引起腸胃不適或腹瀉，倒不見得與長牙有關。

舒緩情緒小提醒

長牙時期最重要的還是「清潔」。維持口腔衛生減少細菌孳生，才不會加重牙齦發炎。家長也可以配合一些方法，幫助孩子度過這段不舒服的時期。

1. 善用固齒器。這個時期的小寶寶牙齦會覺得痛痛癢癢，所以最喜歡亂咬玩具或手指，這時固齒器就可以幫上忙，有些固齒器內部裝了水，放在冰箱冷凍庫冰凍後就可以使用，這個時期給孩子這種冰冰涼涼的固齒器，可以舒緩鎮靜牙齦。

2. 略懂人事的小朋友可以給他一個小鏡子，讓他看看自己即將擁有的小牙齒，鼓勵他長牙就代表長大了，讓他能更珍惜自己的牙齒，更願意配合清潔。

3. 若有發燒或拉肚子症狀的小朋友，記得要多補充水分，如果小朋友因疼痛而食慾不佳，可以給他一些軟質食物，例如：布丁、冰淇淋、粥等。但吃完還是要記得刷牙喔！

4. 市面上有一些長牙舒緩劑，主要成分其實是表面麻醉劑，極度疼痛時可以幫助止痛但不要過度依賴，加強清潔、減少發炎才是重點。

改正不良的口腔習慣

吸奶嘴或手指

到底能不能吸奶嘴或手指呢？

0～1歲是寶寶的「口腔期」，這個時期寶寶主要靠著吸吮、咀嚼、吞嚥等動作，獲得原始慾望的滿足，寶寶也利用口腔來探索世界。從精神分析的觀點來看，這種原始的慾望若在此時期受到限制，容易造成日後在行為上出現咬指甲、貪吃、酗酒等行為，性格上容易潔癖、悲觀，這是口腔性格的特徵。所以適度吸吮奶嘴在這時期是可以接受的，在嬰兒時期吸吮的動作可以安撫孩子的情緒，以滿足口腔期的慾望。

吸奶嘴、吸手指對咬合造成的影響

影響牙齒的咬合

寶寶在吸吮時，奶嘴或拇指會從上門牙後方往前推擠門牙造成上門牙暴牙，在咬合時導致上下門牙無法閉合，這種現象稱之為「開咬」。而臉部肌肉和舌頭都會推擠上顎兩側的牙弓，造成上顎牙弓變窄後牙錯

咬，也會因爲上顎牙弓寬度減少使牙齒排列擁擠。

咀嚼功能下降

前牙原本用來切斷食物，一旦上下門牙無法咬合於正確的位置，便很難展現功能，進而影響孩子的咀嚼。

影響發音

前牙開咬的孩子，比較不容易發出一些脣齒音（如ㄈ）或齒舌音（如ㄉㄊㄋㄌ），而且講話可能會有「漏風」的情況。

影響外觀

前面牙齒看起來暴暴的、嘴脣無法閉起來，感覺不甚美觀。而美觀、發音上的問題，卻可能導致孩子自信心受挫。

手指變形

長時間吸吮手指，手指會因爲長期慢性刺激皮膚粗糙纖維化，也會造成輕微的骨骼變形。吸吮的力量太大，表面很可能因磨擦而造成傷口，甚至在臨床上還有因傷口導致蜂窩性組織炎的案例。

奶嘴可以吸到幾歲

1 歲後小朋友已經脫離口腔期，探索世界不再只用到口腔，情緒的穩定及安全感是需要透過照顧者的陪伴引導。當 2 歲半至 3 歲後，小朋友和外界的互動增加，在這個時期吸吮奶嘴只是壞習慣的延伸，因爲吸吮奶嘴會造成咬合上的問題，如果能夠在這個時期將吸奶嘴戒除，那麼小朋友骨頭還很有彈性，約 3 ～ 6 個月咬合的狀況就可以獲得改善。

如何戒除吸奶嘴的習慣

轉移注意力

白天能多從事一些孩子感興趣的活動，玩玩具、看看書，盡量轉移孩子對奶嘴的依賴，也可以多從事體能活動，讓晚上較容易入睡。

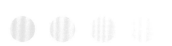

漸進式減少吸奶嘴的時間

原本孩子的奶嘴可能隨時掛在衣服上想吸就吸，這個時期就要先改變這個習慣，把奶嘴放在固定的地方，慢慢減少到只有情緒不安，以及想睡覺才吸，使吸奶嘴的時間縮短。

藉由偶像的力量

這個時期的小孩多少都會有心中崇拜的卡通人物偶像，不妨利用偶像的影響力，鼓勵他要像卡通裡的主人翁一樣長大又懂事。

戒前溝通、戒後獎勵

戒奶嘴前可以告訴小朋友吸奶嘴的壞處，讓他們知道可能會有暴牙、嘴脣翹翹而影響美觀，接下來再約定一個日期，一起把奶嘴收起來。幾天後如果成功戒除，也別忘了好好獎勵小朋友的努力。

利用權威的影響力及同儕的壓力

相信爸媽都有這樣的經驗，在家說破嘴都沒用，只要老師、醫生一句話，小朋友就言聽計從，所以戒奶嘴也可以請老師和醫生幫忙要求小朋友，而班上的小朋友和一起遊戲的玩伴也可以發揮同儕制約的效果。

戒奶嘴的注意事項

1. 小朋友的心其實很敏感，當家中有重大事件發生時，比較不容易成功戒除。上幼稚園、家中弟妹出生、搬家、換新老師或新保母、父母離異等，都會讓小朋友情緒有很強的波動，這時戒奶嘴不容易成功。

2. 每個孩子身心發展時間表不一樣，戒奶嘴成功的年紀和戒奶嘴所花的天數也不一定，不要因一次不成功而去責備或揶揄小朋友，太過激烈的手段會讓孩子有被剝奪的感覺，就改去咬棉被、咬嘴脣，反而適得其反。

3. 在戒奶嘴時孩子難免情緒波動較大，家人要多給予心理的支持，多安撫、多擁抱，多一點言語的鼓勵，少一點高分貝的責罵。

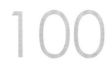

口呼吸

口呼吸的原因

當鼻道阻塞，正常呼吸困難，小朋友只好以口腔進行呼吸，鼻道阻塞常見的原因有過敏性鼻炎、鼻中隔彎曲等，而扁桃腺肥大症也會造成口呼吸。

口呼吸造成的影響

若長期進行口呼吸，因為氣壓的關係及張嘴時口腔各組織的張力不一，容易使上顎弓高聳狹窄、上門牙前暴、下顎頦部後縮、臉形變長，而導致咬合不正。

如何改善這種情況呢

治療這種習慣首先得解決引起口呼吸的原因，必要時會診耳鼻喉科醫師，例如先改善過敏體質及控制過敏症狀，再依照咬合不正的部分進一步矯正治療。倘若是因「習慣性」所導致的口呼吸，則可藉戴口罩來改變呼吸方式。

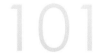

我的牙寶寶
到哪兒去了——
牙齒數目的異常

先天缺牙

晴媽每晚睡前都有幫寶寶刷牙，到了 3 歲每顆牙齒都光亮潔白，這天晴媽心血來潮拿起鏡子和寶寶玩牙齒數數，母子倆把牙齒正著數、倒著數，數了三遍怎麼都是 19 顆呢？看晴晴平常學說話口齒伶俐，吃東西也沒問題，到底缺牙有沒有關係呢？

其實乳牙缺牙在臨床上並不少見，因為不影響生活，往往是帶寶貝去檢查牙齒時才被牙醫發現，最容易先天缺少的牙齒是下顎側門牙。如果只單獨少 1～2 顆，對美觀、發音、咀嚼影響不大，並不需要特別處理，有一部分的人長大後相對應的恆牙也會跟著缺少，那麼就針對恆牙的問題去處理即可。

而恆牙的缺牙最常見的是智齒，由於智齒並沒有太多功能，且長得不正或阻生還會有發炎、蛀牙等問題，所以智齒缺少反而是塞翁失馬焉知非福。不過其他牙齒的缺牙就有可能造成美觀和功能上的影響，可以藉由矯正植牙及假牙製作來彌補。

多生牙

　　最常見的多生牙發生在兩個上顎正中門牙中間，有時是因爲乳牙蛀牙照 X 光片順便發現，有時是正中門牙換牙時右左兩顆門牙時間差太多，或是兩顆正中門牙分太開照 X 光才發現。若多生牙生長的方向萌發入口內，醫師簡單就能拔除，但有些多生牙卻是倒著往鼻腔方向生長，而另有一些則是橫長或斜長，像這樣的情形，就需要藉由手術來完成拔牙。

融合牙

　　兩顆牙齒的胚胎在發育期間連在一起生長，就會形成融合牙。融合牙通常在乳門牙的位置出現，它的表面有一道凹痕。如果乳齒有融合牙，繼承的恆牙可能也會少一顆。值得一提的是，融合牙中間會有很深的凹痕，往往不容易清理乾淨而導致蛀牙，一定要特別注意。

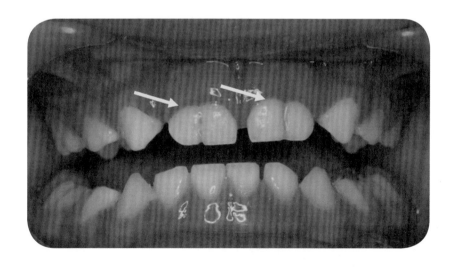

換牙常見問題

　　小朋友從 6 歲前後開始進入換牙時期，此時每隔幾個月就會有 1 ～ 2 顆牙齒替換出來，由於這時口內同時存在乳牙與恆牙，所以又稱「混合齒列」。這個年紀的孩子因為還沒有辦法完全獨立照顧自己的口腔，

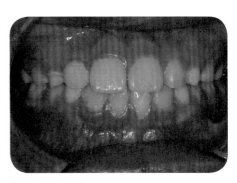

健康的混合齒列

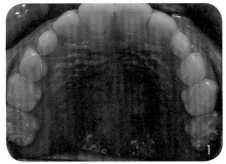

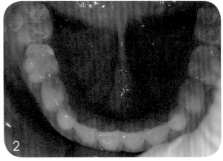

1~2 前面四顆門牙及最後一顆臼齒為恆牙，其餘為乳牙

因此恆牙剛長出來的頭兩年最容易蛀牙。

恆牙在萌發的前幾年，牙胚已經存在於顎骨當中，位置就在乳牙牙根下方，所以如果乳牙牙根有嚴重的發炎情形，就會影響到恆牙發育，最常見的現象就是琺瑯質鈣化不良，出現粉白色的斑點。

當換牙的時間到了，乳牙的牙根開始吸收，隨著牙根越來越短，牙齒搖晃的程度就越來越明顯。等到牙根完全被吸收，乳牙就脫落了，新的牙齒在數周到數月後就會萌發於口內。

原則上乳牙不需要刻意提早拔掉，通常等它自然而然脫落就好。恆牙的排列整齊與否通常和顎骨空間的大小有關，但與乳牙有沒有提早幾週拔掉並無關係。常有許多家長認為就是乳牙沒有提早拔掉，才會害恆牙長歪，其實這是錯誤的觀念。

何時該拔乳牙？

1. 乳牙嚴重蛀蝕，留在口內容易成為感染源。
2. 乳牙搖晃得太厲害，造成疼痛而無法進食。
3. 乳牙搖晃的過程中清潔不易，造成食物殘渣卡住牙縫，甚至牙齦發炎。

在學校或家裡掉牙了怎麼辦？

1. 可以在家裡或孩子的書包裡準備幾塊乾淨消毒過的紗布，當掉牙時把紗布對折放在傷口的上方用力咬緊，以達到壓迫止血的效果。
2. 請孩子咬緊紗布時把自己的口水吞到肚子裡，避免時常吐口水而使紗布無法咬緊。
3. 當沒有流血後就可以正常進食，吃完東西記得用開水輕輕漱口，以保持傷口清潔。
4. 保持正常的刷牙的習慣，不要因為有掉牙的傷口就不敢刷其他顆牙齒。

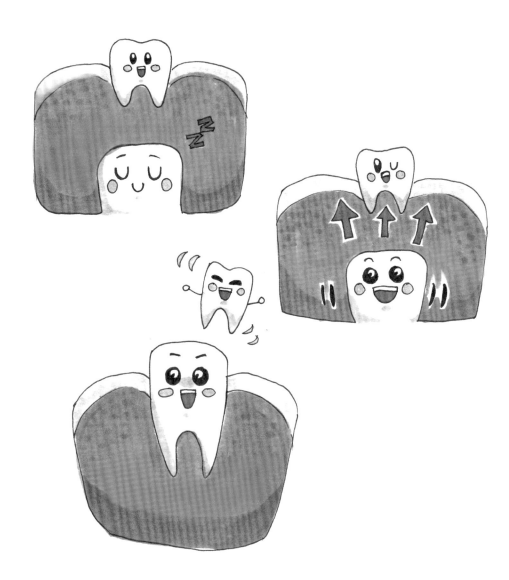

牙齒保健Q&A

Q 小朋友換牙時下面乳牙門牙還沒掉，就有牙齒從裡面長出來了，而且歪歪的，是否要先拔掉乳牙呢？

A 下顎門牙從內側長出，是目前小朋友牙齒萌發時常見的情形，因為他們的牙床骨骼都普遍較小，而乳牙下方的恆牙1歲開始就已經在骨骼裡面發育，在骨骼太小的狀況下，恆牙排列因此不整齊，才導致長牙時沒有辦法讓乳牙根順利吸收，所以並不是乳牙擋住恆牙造成恆牙歪掉。一般建議等新牙長到將近乳牙一半高度，或是乳牙搖動會不舒服時，就可以請醫師幫忙拔除。

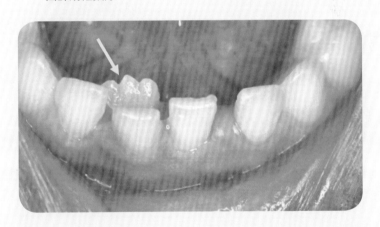

Q 智齒到底該不該拔？

A 如果智齒長的位置正常又有參與咬合，那麼這顆智齒就可以留下來。如果智齒位置長歪了，就容易和第二大臼齒之間形成難以清潔的死角，這種情況會建議拔除。因為這個難以清潔的死角，容易堆積食物殘渣而孳生細菌，而造成蛀牙或牙周病。

兒童的牙齒外傷

兒童牙齒外傷最容易發生在下面幾個年齡層

1~3 歲

這個年齡層的孩子意外事故大多發生在家中，從學會走路到跑跑跳跳，最容易跌倒墜落。小朋友的頭是全身最重的部位，一旦跌倒往往頭先著地而造成牙齒撞傷。

7~10 歲

牙齒撞傷意外通常在騎腳踏車或遊戲時發生。

16~17 歲

孩子會因為肢體衝突或運動傷害而造成牙齒撞傷。

當傷害發生後醫師會先檢查是否有其他外傷，如骨折、腦震盪、臉

部撕裂傷，或是有無異物殘留在傷口軟組織上，確認無緊急危險後才開始處理牙齒的問題。

撞傷乳牙的後遺症

乳牙牙根的附近就是恆牙牙胚發育之處，因此當乳牙被撞傷有時會導致恆牙的傷害，最常見的是恆牙琺瑯質鈣化不良，使得恆牙牙冠長出來後出現白斑，有時也可能因為乳牙移位而把恆牙的位置推歪。正因為有這些後遺症，所以乳牙如果遭受撞擊而脫出或移位，為了避免二次傷害，通常不會再加以復位，而恆牙如果脫出或移位，醫師會視情況予以復位及固定。

牙齒撞傷的分類

牙齒鬆動

牙齒是利用牙根周圍的牙周韌帶固定在齒槽骨當中，撞擊的力道有可能使牙周韌帶拉扯受傷而造成牙齒鬆動。

牙齒側向移位

撞擊的力道不但有可能破壞牙周韌帶，也可能會使牙齒移位。若發生在恆牙，牙醫師會加以復位，並做些有彈性的固定；若發生在乳牙，為了避免二次傷害，除非影響到咬合，否則不會加以復位。

牙齒撞入

當牙齒受到由牙冠往牙根方向的力量時，牙齒會被撞進齒槽骨中。從口內我們會發現牙齒變矮了。如果是乳牙或牙根未發育完全的恆牙，

還有機會再萌發出來；如果是發育完成的恆牙，則有可能需要靠矯正的力量把它拉出來。

牙齒脫出

　　撞擊的力道也有可能會使牙齒從齒槽骨中脫出。如果是乳牙，為了避免二次傷害，一般不會再植入；如果是恆牙，植入牙齒就較有成功的機會。

牙齒撞傷後的緊急處置

1. 保持患者安靜。
2. 如果有嘴唇或牙齦的傷口，可先以紗布沾水清潔，並加壓止血。
3. 恆牙如果整顆脫出，拿取時請記得撿回並握在牙冠，千萬不要握在牙根。如果牙齒很髒就用清水快速沖洗，不要超過十秒鐘，接著泡在唾液、冰牛奶或生理食鹽水中，一併帶去就醫。
4. 儘速就診並按醫師指示回診追蹤。

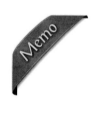

我的孩子該做矯正嗎？

認識正常的咬合

乳牙時期

正常的咬合，上排牙齒應該微微覆蓋在下牙的外側，前牙區有多餘空隙是正常的，這個空間對將來換牙很有幫助。因為小朋友的顎骨雖然會隨著生長而變寬，但是如果沒有在乳牙時期預留空間，到了換恆牙時就容易出現空間不足的問題。

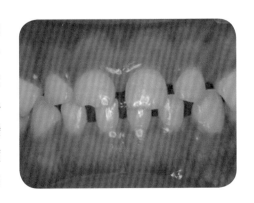

恆牙時期

理想的牙齒排列與咬合應具備下列要素：

1. 上下正中線對正。

2. 上牙微微覆蓋於下牙外側。

3. 上下牙對咬時上犬齒位於下犬齒與第一小臼齒之間。

4. 牙齒本身無異位或旋轉。

5. 相鄰牙齒無縫隙或擁擠。

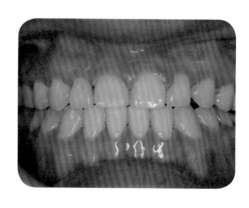

其實理想的咬合狀態在人群中並不多見，每個人的牙齒多多少少都有一點排列不整齊的問題，而且外觀美醜本來就很主觀，所以到底需不需要做矯正，有時除了美觀考量之外，還要考慮牙齒的排列會不會影響到發音，造成發音咬字的困難，以及咬合不良的牙齒有沒有造成咀嚼的困難。另外，排列不整齊的牙齒也不容易清潔，久而久之對牙周是一種傷害。因此，決定要不要做矯正，除了外觀考量之外，還要考慮發音、咀嚼及牙周健康等因素。

常見的咬合不正類型

齒列擁擠

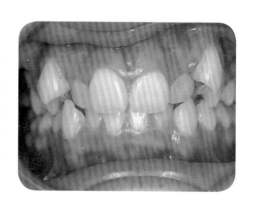

牙齒的大小若大於牙弓的空間，牙齒就無適當的位置排列，所以會出現向前或向後萌出、旋轉，甚至無法長出的現象。過於擁擠的齒列，會因清潔不易而造成鄰接面的蛀牙與牙周病。

牙縫過大

相鄰牙齒的間隙過大，通常會伴隨先天性缺牙，或者有些小朋友會在吞嚥或休息時吐舌頭，舌頭的推力把牙齒往外推使牙縫變大。雖然在咬合功能上不會有太大的影響，但外觀上確實較不美觀。

開咬

幼兒常因長時間不良的口腔習慣（如吸奶嘴、吸手指），而造成前牙區的牙齒無法閉合；只要停止這些習慣，就可不治而癒。因此，行為的改變遠甚於牙齒的矯正治療。

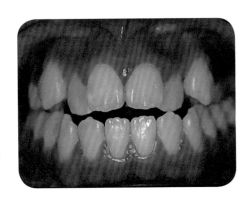

錯咬

為下排牙齒覆蓋住上排牙齒，即所謂的「戽斗」。

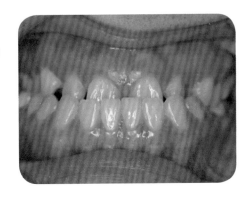

暴牙

為上顎牙齒前突、下巴後縮的現象。

恆牙的咬合不正（Malocclusion）在學理上分成三種（Angle's classification）：

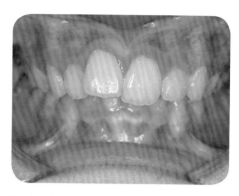

- Class I：指上、下臼齒咬合正常，但是前方牙齒較為擁擠或錯置。
- Class II：指下顎骨與下臼齒過於後縮，因此導致顏面竹外觀較凸，也就是「暴牙」。
- Class III：指下顎骨與下臼齒過於前突，也就是「戽斗」。

臉型的自我檢查

從側面來看，從鼻尖到下巴前緣為一條直線，上、下唇如果可以維持在這條直線上那麼外觀看起來比較平衡協調，也比較美麗。如果上唇在線的外側，那麼就會呈現暴牙的感覺；反之，若是下唇在線的外側，那麼就會呈現戽斗或下巴太長的感覺。

矯正牙齒有哪些好處呢？

1. 恢復咀嚼功能進而幫助消化及營養吸收，能使身體更健康。
2. 維持口腔健康。排列良好的牙齒容易清潔，使蛀牙率下降，而牙周狀態也會更健康。
3. 恢復臉型的美觀，對自己產生信心，並獲得人格正常發展，使社交生活更順利。
4. 發音正確，增加學習的效果，與別人溝通也會更有自信。

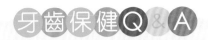

Q 為什麼做齒顎矯正，有時需要拔牙？

A 拔牙與否受到三個因素影響：
1. 牙齒本身健康，如有多生牙、阻生的智齒、殘根、無法復形的蛀牙及嚴重的牙周病，會在矯正治療前拔除。
2. 與牙齒擁擠程度有關，牙齒越擁擠代表顎骨的空間不足，有時必須借助拔牙來爭取空間。
3. 臉型，有時借助拔牙可以改善暴牙及牙齒擁擠的問題，使臉型變好。通常拔牙是為了獲得空間來排齊牙齒，也可將前牙向後移動，改善嘴唇突出，使外貌變得好看。

Q 齒顎矯正可能造成哪些後遺症？

A 矯正治療是長期的，若忽略口腔衛生會產生蛀牙及牙周病。牙齒矯正後必須戴固位器，咬合不正才不會「復發」，若能與醫師配合將不會有後遺症發生。

Q 齒列矯正治療完畢，為什麼需要戴固位器？

A 牙齒經由矯正治療後從舊的位置移到新的位置，牙根周圍的齒槽骨及牙周組織需要有時間重新塑型恢復穩定，這段時期必須戴固位器等待牙周組織恢復正常。齒槽骨再塑型完成後牙齒才會穩定，因此不論成人或孩童，矯正治療結束 4 個月請 24 小時配戴固位器。未滿 18 歲青少年，維持器的配戴從第五個月後請保持晚上睡覺配戴 8 小時，直到 18 歲。因為在滿 18 歲前，青少年的上、下顎骨仍有少量的生長，所以晚上睡覺配戴的時間必須持續到 18 歲。
拆除固定矯正線架 2 年後，以及持續配戴維持器已滿 18 歲的青少年，請於每週選一天晚上配戴。因為這段期間，組織的變化及生長已經穩固，齒列不整的情形在沒有配戴維持器的情況下，已不易發生。如果配戴改為一週選一晚後，仍覺得有些牙齒移動，請加長每週配戴的時間，以求更穩固。

矯正治療有沒有黃金期

　　許多家長在孩子開始換牙時，發現牙齒有一點點歪斜就憂心忡忡地到門診來詢問，是不是應該開始做矯正了？其實咬合不正的種類很多，不同的咬合不正類型適合的矯正年紀並不相同。年輕人骨頭的確較有彈性、較為鬆軟，也比較沒有複雜的牙周問題。所以，當年輕的人在做矯正治療時，牙齒的移動速度比較快，矯正做好後也比較不容易有牙周的問題。不過適當的矯正年齡還是需要由牙醫師專業的評估來決定，每個人適合的年紀不盡相同。

乳牙時期的牙齒矯正

　　乳牙時期矯正常常是以矯正不良的口腔習慣為主。乳牙的排列及角度，一般不會在這個時候配戴矯正器去調整。但是，有些不良的口腔習慣卻會影響將來牙齒的排列，必須在這個時候先戒除，例如：吸奶嘴、吸手指、吐舌頭或口呼吸等壞習慣，必須在乳牙時期戒除。

混合齒列的牙齒矯正

　　有些咬合不正的情況會在這個時期開始做矯正。當口內沒有明顯的空間不足、上下顎骨的關係沒有明顯異狀，但是門牙卻有排列不整齊或錯咬的問題，那麼這時就可以先把門牙排列整齊。另外，還有一些情況醫師想要提早改善骨骼肌肉的生長發育，希望能夠改善口腔顏面的環境，以利牙齒萌發到較好的位置，這時也會提早做矯正。有時混合齒列的矯正治療，有助於避免將來恆牙齒列的矯正或降低恆牙矯正的複雜度，所以建議家長每半年定期讓專科醫師評估孩子的咬合狀況，以提供最佳的建議。

恆牙齒列的牙齒矯正

如果上下顎骨間的關係沒有明顯異常，家族成員當中也沒有嚴重暴牙或戽斗的家族史，那麼齒列矯正在換完牙後可以進行。大概是在小朋友小學高年級或國中後，這個時期的孩子課業繁重又正值青春期，在決定做矯正前一定要和孩子充分溝通，千萬別忽略了清潔的工作，才不會矯正做完牙齒也蛀光了。

如果孩子的咬合不正，原因是來自於上下顎骨間關係的異常，例如：上顎骨突出，笑時露出大範圍的牙齦；或者下顎骨太長且突出，側看像彎月的臉型；這種類型的咬合不正就要等青春期生長高峰過後才可以進行。青春期的生長高峰每個人的年齡不盡相同，也會有性別的差異，醫師會藉由手骨 X 光檢查來判斷小朋友處於何種生長階段。這時期的矯正有些單靠移動牙齒來達成目的，但太嚴重的異常則需要透過正顎手術及齒列矯正來達成目的。

矯正期間的口腔照護

配戴上固定式矯正器後，牙齒的清潔比未戴矯正器時困難許多，除了矯正器之外，口內還可能會有矯正線橡皮筋或骨釘，如果沒有養成良好的口腔清潔習慣，加上配戴矯正器的時間至少 1 ～ 2 年以上，更容易造成蛀牙、牙齦發炎或牙周病，這樣矯正牙齒不但未得其利，反而先受其害。

裝上矯正器的牙齒，表面凹凸不平，更易使食物殘渣及牙菌斑堆積，所以矯正期間不僅要注意刷牙，更要注意工具的選擇。

選擇合適的矯正牙刷

選用軟硬適中的牙刷來刷咬合面、牙齒舌側面和矯正器的齒面。刷牙時，把刷毛傾斜向牙齦 45 度放置在牙齒與牙齦交界處，輕輕原地震動橫刷（牙齒與牙齦交接處是最易堆積牙菌斑的位置）。

牙間刷

能夠清潔較大的牙縫，更可穿過矯正鋼線底下，清潔兩個矯正器之間的齒面，即使細微死角也可用牙間刷清潔，是矯正期不可或缺的潔牙工具。

牙線穿引器

可利用前端較硬部分，引導牙線穿過矯正鋼線下方，接下來就像使用一般牙線一樣輕輕來回拉踞通過牙齒的鄰接面，清潔牙縫後再拉出。

牙菌斑顯示劑

善用牙菌斑顯示劑，刷不乾淨的齒面，可藉由顯示液呈現紅色，使患者更有效潔牙。

含氟潔牙用品

使用含氟牙膏、居家用氟膠來強化琺瑯質（可預防蛀牙、脫鈣）。

除了每日注意清潔之外，一定要按照醫師的囑咐定期回診，必要時做 X 光檢查偵測早期的蛀牙或牙周變化。

Memo

兒童牙醫
治療篇

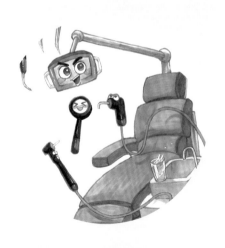

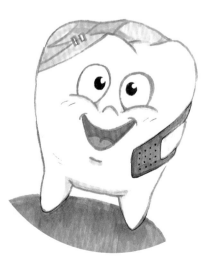

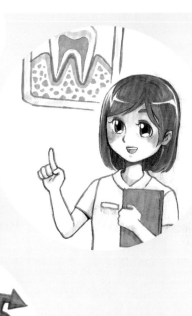

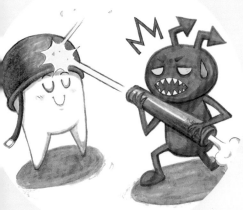

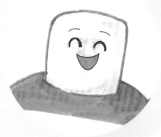

和兒童牙醫做朋友

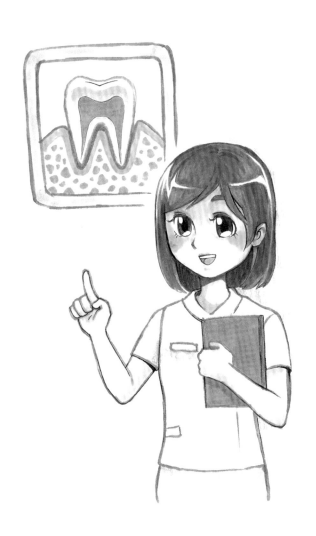

常常有父母告訴我，現在的小孩真幸福，看牙齒還有專門的兒童牙醫，不像以前看牙時痛得要命也不會有人安慰，只能默默忍受，直到長大後，只要想到看牙就會有無法抹滅的陰影。為了不讓自己的孩子重蹈覆轍，現代的父母提早帶孩子接觸兒童牙醫的觀念越來越普及，其實養成從小定期看牙的習慣，把牙醫當成自己的朋友，讓牙醫師時常提醒您注意口腔衛生習慣，有小問題儘快解決，不要等痛了才想到要看牙醫，這樣看牙就不再是一件苦差事了。

小寶貝何時開始看牙醫呢？

很多家長以為等孩子大一點、能夠配合自己坐上診療椅，再開始看牙就可以，但是等到 3、4 歲孩子略懂人事才看牙，往往來不及，蛀牙都已經發生了，所以當孩子滿 1 足歲，口內已有門牙長出時就可以看牙了。1 歲以上就可以開始塗氟囉！不管長幾顆牙都可以，每半年再加強一次，兒童牙醫也會與您討論孩子的口腔清潔方法及良好的飲食習慣。

不過 1 歲多的寶寶因為已經很會認人，在門診檢查通常會有點哭鬧，所以會採取膝對膝的姿勢，醫師和家長面對面膝對膝坐好，寶貝面對家長跨坐，接著讓寶寶躺在醫師腿上，家長幫忙牽手，讓醫師儘速檢查、清潔、塗氟，過程約需 2～3 分鐘，完成後抱起寶寶安撫，醫師再慢慢和家長討論孩子的情形，這樣孩子比較不會因為不舒服而哭鬧太久。

第一次看牙的行前準備

1. 在家可以先帶孩子共讀關於牙醫的繪本，透過繪本讓寶貝了解看牙的過程和牙齒的重要性。

2. 約診當天，家長可以提早幾分鐘帶孩子來診所熟悉環境，以降低孩子的不安及焦慮。

3. 請媽媽不要讓小朋友吃太飽，避免因為緊張哭鬧而造成嘔吐不舒服。

4. 可以帶著寶寶平常喜歡的玩偶一起來陪同看牙，幫助安撫情緒。

5. 如果不知道家裡使用的潔牙產品及工具是否正確，可以一起帶來和牙醫師討論。

提早預約安心看診

　　牙醫診所大部分是採預約制，醫師會預留完整充裕的時間，來與家長、小朋友溝通，以完成檢查或治療。小朋友真的需要花點時間才能完成檢查和治療，所以採取預約的方式比較能提供良好的醫療品質，非常不建議現場來等，因為原本的時間就已經排給預約的孩子，除非當時治療的小朋友提早完成有空檔，不然一般不接受現場等待。如果沒預約，有時現場會等候非常久，或者醫師僅有短暫零星的時間可以處理，甚至完全沒有時間處理，這樣對小朋友來說是不好的，要請家長體諒。

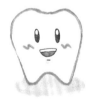 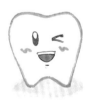

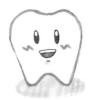
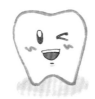

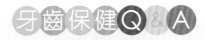

Q 要去看牙了，第一次就會治療嗎？
小朋友這麼小會配合嗎？
如果不配合怎麼辦呢？

A 一般 3 歲以上的孩子，認知理解能力比較足夠，我們在門診會希望以漸進式「行為誘導」來讓小朋友逐漸適應牙科的治療。第一次門診會先進行比較簡單的項目，建立與醫師之間的信任感，第二次或第三次再進行難度比較高的治療部分。我們常在第一次進行檢查及照 X 光片，先介紹孩子我們要使用的檢查工具，並進行檢查，再視需要照 X 光片，以了解全口的狀況並向家長說明治療計畫。通常當次不會馬上開始進行上麻藥或使用機器治療，採取漸進式的方式讓孩子熟悉器具，以免孩子恐懼。

不過每個孩子的個性和害怕的事有所不同，行為誘導也有軟硬兼施的部分，在門診醫師接觸孩子、了解孩子後，會再向家長建議可能使用的方式。一般 3 歲以上大概在門診可以慢慢教到配合治療，如果孩子真的是抗拒比較強烈，全口又需多次治療，也會建議家長到大型醫院考慮採全身麻醉的方式，或者在牙醫診所進行舒眠牙醫治療。

兒童牙醫和成人牙醫大不同

醫病關係的鐵三角

　　小朋友看牙不是只有「醫師」和「病人」的關係，中間還會多了一個「家長」的角色，孩子、家長和牙醫的各項特質會相互影響，進而改變孩子在牙科治療時的行為表現。小孩的成長經驗、心智發展的成熟度和個性，會關係到他的行為表現；而父母的態度、親子關係和小孩的教養等問題，會影響小孩和牙醫師的互動；牙醫的角色也不是只有知識、技術，更包括了引導孩子行為的技巧，以及和家長溝通的能力，這些因素都會影響孩子的看牙經驗。

孩子到底怕什麼呢？

1. 奇怪的聲音和味道。牙科診所充滿了各種陌生的聲音，例如：磨牙機運轉的聲音、抽吸管吸水的聲音等，都令孩子感到不安。對於一些更為敏感的孩子，藥品的味道、工具的觸感、牙齒噴到冷水或吹到冷風，也會令他感覺不安。

2. 害怕躺下。孩子躺下時較沒安全感，但是病人必須躺下才能檢查和治療，這種姿勢常令孩子緊張不安。

3. 要與一些不熟悉的人事物接觸，診所的環境、看診的醫師及助理人員，對初來乍到的孩子來說實在是陌生又緊張。

4. 看牙本身就是一件苦差事，治療的本身就夠令人難受，連大人都難以忍受，更何況是孩子。

學齡前兒童的心智發展特徵

2 歲

不會處理人際之間的問題，需要較長時間才能適應陌生的環境，翻臉就像翻書一樣，因為他們注意力有限且耐力不夠，也比較容易疲勞，所以這個年紀的小朋友在接受牙科治療時往往難以合作。

3 歲

對周遭環境充滿好奇心，能使用簡單的句子溝通，喜歡模仿別人。因此這個時期的小朋友在看牙時，兒童牙科醫師可以利用行為引導來改變孩子看牙的行為。例如：利用小朋友喜歡模仿別人的特性，讓他們模仿偶像或喜歡的卡通人物來使治療順利進行。

4 歲

開始在肢體和心智上活躍發展，喜歡嘗試新事物，容易和別人建立新關係。牙醫師在這時期開始可以和孩子做朋友，把牙科的治療過程轉化成和孩子一起經歷打敗蛀牙菌的冒險旅程，這個時期比較容易改變孩子看牙的意願。

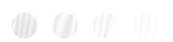

5 歲

這個年齡的孩子情緒穩定，想法合邏輯容易理解，希望得到別人的讚美和認同，所以這時正向的讚美和鼓勵很容易使孩子配合看牙。

6 歲

明顯地開始有主見，有時自作主張，對於周遭事物也會保持懷疑。這個年紀的孩子，醫師言語經過修飾後可以和他討論接下來的治療步驟，也可以告訴他治療的優點和不治療的缺點，讓他理解同意後更容易配合治療。

兒童牙科的行為引導

Tell-Show-Do (TSD)

醫師會利用小朋友能夠理解的簡短話語來介紹看牙醫會用到的工具，例如：磨牙齒會用到的高速手機會說成是電動牙刷，吸口水的吸管會說成是大象鼻子。在小朋友能夠理解後，才在口外示範一次，例如：讓小朋友用手指感受一下吸管的吸力，確定他了解後才操作在嘴巴裡，陌生的工具都會重複「介紹」、「示範」、「操作」這三個步驟。

行為的強化

有兩種方式來達成，當小朋友有好的行為出現時，醫師會立刻誇獎他，也會給予小小的獎勵，這樣一來，小朋友為了得到誇獎及獎勵，好的行為就會再次出現。但是當不好的行為出現，醫師就不會誇獎他，甚至會刻意直接忽略他，這樣不好的行為才不會反覆出現。

模仿

帶小朋友去看一個年齡相仿且聽話的小孩，有些孩子就會希望向他看齊而配合看牙。

減敏

是指刺激由小到大循序漸進，不要一開始就先做困難且疼痛的治療，可以先從簡單的部分開始，小朋友逐步適應後再進行更困難的治療。

善用說話的技巧

例如不說「打」麻藥而以「上」麻藥來取代，用電動牙刷或小蜜蜂來稱呼磨牙齒的機器等。

轉移孩子的注意力

例如利用電視上演的卡通，上麻藥時叫小朋友保護好肚子等，來轉移孩子的注意力，使他忽略看牙時的不舒服。

聲音控制

當小朋友出現不合作行為時，醫師會視情況提高音量，或是將說話語氣轉為堅定嚴肅，目的是希望在孩子面前建立權威，使孩子約束自己的行為。

以手覆口

當小朋友驚聲尖叫完全沒有辦法溝通時，醫師說的話根本聽不進去，這時受過訓練的兒童牙醫師會用手蓋住小朋友的嘴巴，目的是降低他的音量，並且會在他的耳邊勸他安靜聽話。

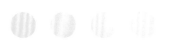

如果我的孩子看牙齒不能合作怎麼辦？

孩子看牙齒不能合作依照年齡有不同處理方法：

3 足歲以前的孩子由於年齡太小，理解力、耐力、表達能力都有限，所以哭鬧是很常見的，這時為了怕他亂動而被尖銳的器械劃傷或手腳被抓傷，經過家長同意後，醫師會用肢體束縛的方式讓治療進行。

3 足歲以後的孩子，醫師會視情況交互運用聲音控制、家長隔離、以手覆口、肢體束縛等方式，但請家長放心的是，醫師不會真的對孩子生氣，醫師的目的是要孩子合作，只要孩子一出現好的行為，醫師會馬上誇獎他、鼓勵他。

帶孩子看兒童牙醫時家長的角色

某天門診，一位阿公帶著一對活潑的雙胞胎兄弟來檢查牙齒，手裡還拿著好大一支棍子，我心想，這家教也太嚴格了吧！兩兄弟扭扭捏捏沒人想上來，本以為阿公快拿棍子伺候他們了，正想出言緩頰，沒想到阿公竟然說：「不要怕趕快躺上去，醫生不會把你綁起來，如果醫生把你綁起來，阿公就打醫生……」嚇得我整個檢查過程都「皮皮剉」。

所有的家長都希望看牙可以愉快又順利，所以用自己的方式試圖安撫小孩，然而當家長用錯方法，不但安撫不了情緒，也會造成醫師後續行為引導的困難。

家長容易犯的錯誤

事先答應孩子治療中絕對不會發生某些事

例如：答應孩子絕對不打針、向孩子保證絕對不會痛等，其實治療

中的不舒服難免會發生，這種不舒服有時來自疼痛，有時來自治療時間太長，有時來自聲音太大，如果明明很痛但家長卻事先答應他不會痛，小朋友會覺得大人在騙他，下次小朋友就更不容易合作了。所以與其告訴他不會痛，不如鼓勵他：雖然過程會不舒服，但是媽媽知道你長大了是小勇士，可以練習忍耐。這樣孩子比較有機會從一次次的治療中慢慢改變看牙的情緒。

把牙醫當作恐嚇孩子的工具

當孩子在家不肯乖乖刷牙時，許多家長會恐嚇小朋友說，你再不刷牙，我就叫牙醫把你的牙齒拔光光。小朋友從小就會對牙醫充滿恐懼，等到實際看牙醫時就很難讓小朋友配合看牙。

賞罰不分

用小禮物來嘉獎小朋友本來是人之常情，但是越來越多的家長賞罰不分，孩子越胡鬧反而禮物越加碼。當小朋友有好的行為表現時，適當的獎勵可以讓小朋友繼續表現良好，但是明明就不乖了，家長卻想用禮物賄賂小朋友，原本小禮物變成大禮物、1 個禮物變成 2 ～ 3 個禮物、100 元變成 200 元、電玩 10 分鐘變成 20 分鐘，如果我是來看牙的小朋友，我就會繼續不乖，因為越不乖禮物越大。

當醫生與孩子之間的傳聲筒

醫生說什麼家長就喜歡在旁邊「翻譯」，這樣的做法會讓孩子在看診的過程當中不知道該聽誰的，牙醫也很難與孩子建立直接的關係。建議家長進入診間後將主導權和發聲權交給兒童牙醫，讓孩子對牙醫漸漸產生信賴感和依賴感，有助於將來長期的合作。

家長必須了解兒童牙醫可以透過行為誘導改變孩子看牙的行為，但

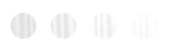

卻改變不了孩子的心智發展、家庭教育、人格特質，所以不要認為把孩子交給兒童牙醫之後，孩子從此看牙都百依百順。

父母該在牙科治療中陪伴小孩嗎？

嬰兒或較小的孩童（約 3 足歲以下），有父母在身邊時會對治療較信賴。而較大的孩童（3 足歲以上），若父母可在候診室等候，小孩與牙醫師間較容易建立關係，家長如果待在診間內，常常會因為孩子對家長的依賴和撒嬌，而導致醫師的行為誘導失敗。

為何治療時醫師不讓家長陪伴呢？

1. 避免家長的主觀經驗和情緒影響到小朋友。
2. 避免家長成為醫師的傳聲筒，而干擾到醫師與孩子之間的溝通。
3. 避免家長與牙醫師談話而分心。
4. 避免小朋友與家長談話時小朋友分神，而沒有注意牙醫師在說什麼。
5. 如果家長堅持要留下，請當個旁觀者，不要當翻譯官，有需要時才提供協助，在診間家長應是個被動的角色。

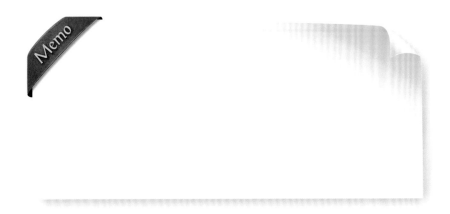

兒童牙醫是
蛀牙菌的剋星

認識看診環境

兒童牙醫的治療不是從張開嘴巴以後才開始，打從推開診所的大門，小朋友所感受到的氛圍、眼睛所看到的色彩、耳朵聽到的聲音、醫生第一聲親切的問候，都影響了孩子對「看牙醫」這件事的觀感。

為什麼認識環境如此重要呢？這是為了要降低看牙時的害怕和恐懼。害怕是人與生俱來的本能，人生來就懂得趨吉避凶，很多害怕的情緒其實是來自於對環境的陌生，以及事件的未知。牙醫診所對孩子來說環境陌生，所以來看牙之前，不妨帶著孩子一起閱讀這篇文章、一起認識牙醫診所的環境，或許就能降低孩子害怕的情緒。有些細心的家長，會比約診的時間提早 20～30 分鐘來到診所，讓孩子能在候診區看書遊戲，先熟悉環境才進入診間看診，也是減少恐懼的好方法。

候診室

候診室是病患看診前後的休息區域，對小朋友來說也是治療前後的

133

緩衝區域，可以用來熟悉環境、放鬆心情，利用玩玩具、閱讀童書來轉移焦慮。家長在選擇診所時可以注意候診區是否乾淨明亮、環境和設施是否有避開稜角和高低落差、玩具是否安全及消毒。

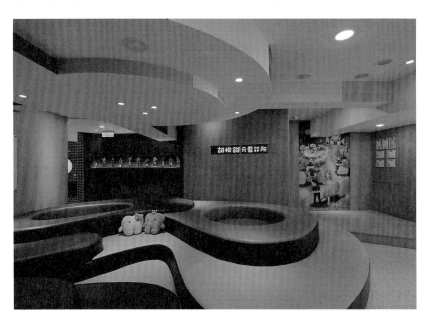

潔牙區

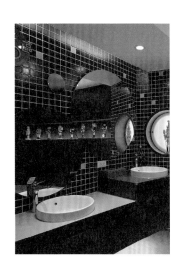

　　來看牙時其實可以攜帶自己的潔牙工具，不但檢查或治療前可以清潔牙齒，也可以和你的牙醫討論潔牙工具是否適合。檢查牙齒前先清潔牙齒不但是種禮貌，把食物殘渣清潔乾淨更有助於牙醫將牙齒檢查清楚哦！

診療室

診療室是主要檢查和治療的場所，診療椅的造型奇特對於喜歡冒險的孩子會充滿吸引力，但是對個性小心謹慎的孩子可能就會引起不安。我們可以告訴孩子這是一座神奇電動椅，不僅可以自由升降，還有好多厲害的工具可以打敗蛀牙菌。

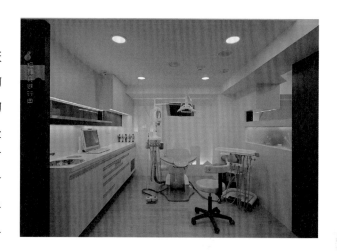

X 光室

X 光檢查是牙醫師重要的診斷工具，有需要時牙醫師會請小朋友照 X 光來幫助診斷。小朋友對 X 光機的奇特造型會感覺到陌生，X 光室的封閉環境也會令人害怕，保護身體的鉛衣亦會感覺厚重。我們可以對小朋友說：「我們會幫他穿上保護身體的『外套』，一起搭乘『太空船』，用牙齒的『望遠鏡』把蛀牙菌找出來。」

認識看牙基本工具

· **口鏡：**利用鏡子的反射，讓醫師看清楚牙齒的背面和後牙區的狀況，鏡子所反射的燈光也能讓黑暗的口腔更明亮。
· **探針：**銳利的尖端可以幫助醫師探測蛀牙的存在，也能清除食物殘渣及牙菌斑。
· **鑷子：**夾取牙科材料的工具。

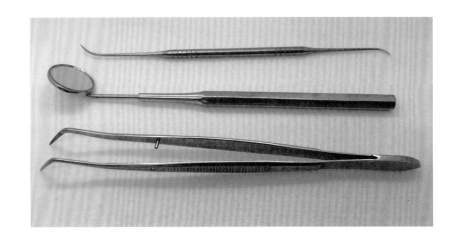

- **頭燈：**照射物體時不會產生影子的燈。
- **漱口盂：**治療過程中漱口的地方。
- **三用噴槍：**能噴出水、空氣及霧氣的工具。噴水或霧氣時,可以清潔牙齒,噴空氣時可以吹乾牙齒。
- **磨牙機：**可以清除蛀牙及修磨牙齒。

認識看診流程

電話預約

　　事前預約能讓牙醫診所為您預留下足夠的時間,使醫師能充分做好診療的工作。醫師不但要檢查有無口腔疾病、決定需不需要做進一步的檢查或治療,更要了解小朋友平時的潔牙及飲食習慣有沒有出什麼問題,並對家長做出進一步的建議。這麼多的工作無法倉促完成,所以看診前先預約,不僅是尊重其他的患者,也能確保自己就醫時獲得妥善的照顧。

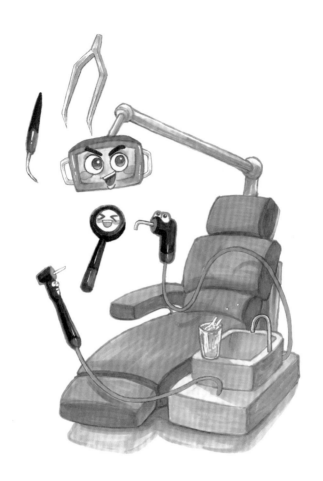

填寫病歷及基本資料

　　家長填寫的病歷基本資料，是幫助醫師快速了解孩子的第一步。完整的內容會包括：小朋友的年齡、身高、體重、血型，以及過去病史、藥物過敏史，還有過去的牙科看診經驗，因此病歷一定要請家長提早到達診所詳實填寫。

口腔檢查

　　看診時間到了，牙醫助理會帶您及孩子進入診間，接下來由醫師為您的孩子檢查口腔。3 歲以下的孩子因為對陌生環境和醫師容易產生焦慮，所以看診的方式會採取膝對膝坐姿（knee to knee），也就是家長和醫師膝蓋對著膝蓋面對面坐好，讓小朋友雙腳打開面對著家長跨坐，接下來讓小朋友躺在醫師大腿上，讓醫師能看清楚整個口腔。當小朋友 3 歲以上了，醫師會引導小朋友自己躺上診療椅，家長則在一旁陪伴。

X 光檢查

　　如果有需要，醫師會安排小朋友進行 X 光檢查。X 光是一種輻射能量，能穿透人體的組織，讓我們檢查出肉眼無法直接看出的東西，只要安全使用，是最佳的檢查利器。X 光能幫助牙醫師做什麼檢查呢？

1. 了解蛀牙的破壞程度，幫助牙醫決定這顆蛀牙應該要填補、做根管治療，還是拔除。
2. 偵測早期的鄰接面蛀牙，鄰接面的蛀牙常常發生在牙齒鄰接點以下，因此早期不容易發現，這時就必須借助 X 光的穿透力來檢查。
3. 檢查牙齒萌發狀況。
4. 判斷有無缺牙、多生牙及阻生齒。
5. 檢查牙根狀況，有時蛀牙厲害的牙齒會發生牙根尖發炎或牙根吸收的情形。
6. 評估牙周的健康狀況。
7. 評估顎骨的發育。

討論治療計畫

　　兒童牙科醫師的治療計畫，不只包括了牙齒的治療，還包括了兒童

行為的引導。醫師會根據檢查的發現與您討論治療計畫及注意事項，同時透過先前與小朋友的接觸，對小朋友的特質和個性有一些初步的觀察，所以也會向家長說明治療時行為處理的方式。家長在這個階段一定要仔細聆聽，充分和牙醫師溝通，有任何疑問一定要提出來讓醫師向您說明清楚。

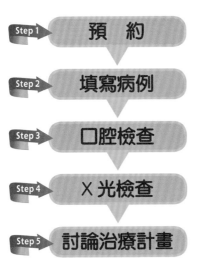

Step 1　預　約

Step 2　填寫病例

Step 3　口腔檢查

Step 4　X 光檢查

Step 5　討論治療計畫

Memo

什麼是舒眠牙醫治療？

　　還沒進診所大門，小偉就放聲大哭，一邊抱住媽媽的大腿，一邊大聲嚷嚷著：「我不要看牙醫！」淒厲的哭聲引起路人側目。說起小偉的看牙歷程，真是一篇篇斑斑血淚史，從小偉一出生就習慣晚上邊喝奶邊睡覺，直到1、2歲長牙後，夜奶的習慣改不掉，睡前喝完奶也拒絕刷牙。1歲多時，媽媽開始帶小偉去牙醫診所塗氟，醫師就診斷出小偉蛀牙了！當時年紀還小，媽媽想等小偉大一點再說。沒想到這一拖到了2歲半蛀牙竟然超過了十顆。媽媽一開始請住家附近的一般牙科醫師就近幫忙，沒想到眾人一陣手忙腳亂，小偉拳打腳踢，不僅踢翻了診療檯上的工具，還咬了醫生的手指，一般牙科醫師只好建議媽媽帶著小偉去找兒童牙醫。兒童牙醫試著帶領小偉認識診所環境和看牙器械，但才2歲半的小偉聽不懂、也不領情，繼續大鬧診所。兒童牙醫告訴媽媽，小偉年紀太小，看牙哭鬧是很正常的情緒反應，但是為了要讓治療在安全的情況下完成，建議使用肢體束縛帶。小偉的媽媽聽了心疼又自責，心想除了把小偉五花大綁之外，沒有更好的選擇嗎？

認識舒眠牙醫

舒眠牙醫治療是一種牙科的鎮靜技術，藉由麻醉醫師團隊的專業協助，讓患者在輕度到中度（意識）鎮靜的狀態下完成牙科治療。過程中患者不會聽到鑽牙時尖銳的噪音，也不會在意識清楚的情況下親身經歷牙科的治療，通常術後患者會忘記治療的過程，並且大多數的患者都能夠在手術完成後數分鐘內很快且舒服地甦醒過來，所以看牙就像舒服的睡了一覺。

誰適合接受舒眠牙醫治療

1. 2 歲以上或 10 公斤以上兒童。
2. 沒有全身性疾病，例如：先天性心臟病、未受控制的氣喘等。
3. 無法配合牙科治療的患者。

舒眠牙醫治療流程

1. 進行舒眠牙醫治療前，必須進行術前身體評估，由專業麻醉醫師進行術前身體評估與諮詢，並填寫鎮靜同意書。
2. 進行舒眠牙醫治療前，孩童患者術前 8 小時禁食固體食物，6～8 小時僅能喝一般流質飲食，4～6 小時僅能喝水及清果汁，術前 4 小時則要完全禁食，避免治療過程嘔吐或嗆到。
3. 治療過程中，麻醉專科醫師會隨時監看患者於鎮靜過程中的生理狀況及麻醉的深度，讓患者在最安全及舒服的情況下完成牙科治療。
4. 恢復甦醒所需的時間短，減少臥床的時間。
5. 大部分的患者在手術中與手術後心情會感到舒適，而且不會記得令人

恐懼的手術過程。

6. 大部分的患者休息 20 分鐘後可以順利離開診所。

7. 避免騎腳踏車、上體能課，以免在路途中發生暈眩造成危險。

全身麻醉和門診鎮靜舒眠有什麼不同

全身麻醉	門診鎮靜舒眠
需插管	不需插管
需到區域醫院	在診所執行
恢復慢	恢復快
容易噁心嘔吐	噁心嘔吐機率低
常伴隨喉嚨痛	較不會伴隨喉嚨痛

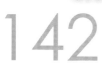

蛀牙了怎麼辦？

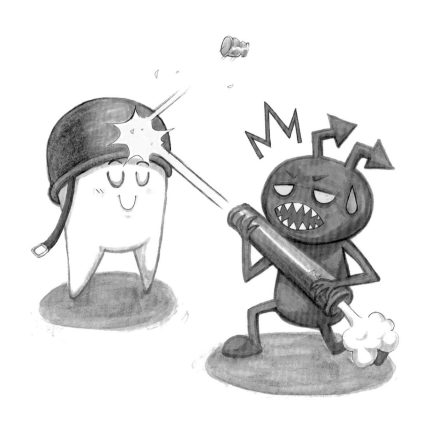

乳牙一定要治療嗎？
不治療會有什麼後遺症？

1. 乳牙一共有20顆，下門牙6～7歲換牙，後面臼齒區要10～12歲才換，乳牙蛀牙有時還來不及等到換牙就發炎化膿，這時躲在乳牙根下方發育的恆牙會受到影響，有的恆牙甚至一長出來表面會有鈣化不全的斑點，或是缺損。
2. 太早期就因蛀牙而拔掉的乳牙，沒有辦法為接下來的恆牙占住位置，也會造成之後排列不整，或是牙齒阻生長不出來的問題。
3. 蛀牙不處理可能惡化成殘根，引響咀嚼及美觀。

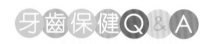
牙齒保健Q&A

Ⓠ 2歲2個月，可是門牙黃黃的，
是不是已經蛀掉？要怎麼治療呢？

Ⓐ 3歲以下的孩子，可能還沒辦法很配合地進行治療，大多還是需要束縛帶保護才能進行治療。不過有時如果只是很早期的脫鈣（牙齒表面形成粉白色，或是黃褐色，但還未形成蛀洞），不見得要到治療的程度，建議可以先讓醫師看看小朋友的情形，再建議適合的清潔方式，配合喝奶、飲食習慣的調整，希望可以幫助延緩蛀牙的情形。

乳牙的治療方式

牙齒的 OK 繃──補牙

　　剛經過牙醫師臨床的診斷，確定蛀牙的深度不會侵犯神經，而且範圍不至於太大，那麼就可以藉由補牙來恢復牙齒健康。

　　補牙的材料最常見的是複合樹脂，因為樹脂顏色接近牙齒十分美

觀，近年來隨著材料學的發展，樹脂的強度也能做得很好，足以回復牙齒的功能。

牙齒的急診室──根管治療

乳牙的齒質比恆牙薄，所以同樣大小的蛀洞，恆牙可能還可以補牙，乳牙可能已經通到牙髓腔要根管治療（即俗稱抽神經）。牙齒內部有一個空間就是牙髓腔，抽神經就是把這個空間清乾淨，就像把房間內部打掃乾淨一樣，只要地基還穩（牙根狀況還好），這顆牙齒仍然可以套上牙套繼續使用。乳牙和恆牙的神經是各自獨立分開，恆牙長出來還是有自己的神經。

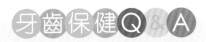

Ⓠ 牙齒旁邊長了一個包包，可是不會痛耶，需要處理嗎？

Ⓐ 乳牙因為根尖比較開，不像恆牙比較容易一蛀牙、發炎就痛起來，常常因為不痛而被忽略，有時甚至已經牙髓腔壞死或化膿了還沒痛過，所以疼痛並不是判斷要不要做治療的依據。長膿包表示牙髓腔壞死化膿了，要照 X 光片看是否牙根還完整可以進行根管治療，如果太嚴重，可能得拔除以免影響恆牙牙胚。

牙齒的鋼盔──不鏽鋼牙套

乳牙會蛀到牙髓腔表示這位小朋友的齲齒指數較高或進行迅速，在齒髓治療後，如果只做一般填補，在小朋友無法維持好口腔衛生的情況下，填補物周圍很容易會再蛀進去，又因牙髓神經已經拔除，通常小朋友也不自覺，等到有症狀再來求診時，這顆乳牙大多難逃被拔除的命運。

乳牙本身即是一種自然、理想的空間維持器，乳牙牙冠治療就是為

了保護因齒髓治療而強度減弱的牙齒，希望乳牙能維持到自然換牙時才脫落。

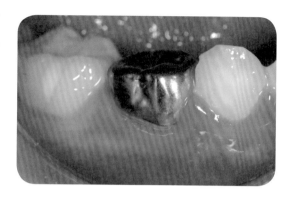

有時醫師會在齒髓治療後立即幫小朋友裝上乳牙不鏽鋼冠。有時裝完前 2 ～ 3 天牙齦會有些微不適感，通常之後就會適應。裝戴乳牙不鏽鋼冠不會影響換牙，換牙時不鏽鋼冠會連同原本的牙冠一起脫落。

樹脂牙套

當乳門牙齲齒範圍廣大或接受過齒髓治療，兒童牙科醫師會建議以樹脂牙冠幫小朋友重建乳門牙原來的形狀。這項治療的主要目的是恢復前牙美觀及發音的功能，讓小朋友擁有燦爛的笑容。

接受過乳牙樹脂牙冠的門齒在使用上要特別小心，避免咬硬的食物，例如糖果等。比較常見的問題是因為撞擊而斷掉，或是吃硬的東西後掉落，如有發生上述情形應請醫師評估是否能重做或補平。

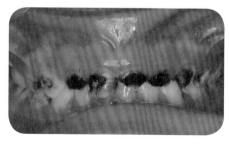
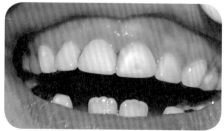

活動假牙

當牙齒因為蛀牙太嚴重，無法透過治療來恢復健康及功能時，醫師就會建議拔除。當有太多牙需要被拔除時，咀嚼、美觀及發音的功能就會受影響，若正巧恆牙又沒有那麼快長出，醫師便會建議製作兒童活動假牙。

兒童活動假牙製作流程：

> 先把口內蛀牙治療好，並拔除預後不好的牙齒

> 等待傷口癒合後，取上、下顎模型

> 試戴假牙，教導小病患配戴清潔及保存方式

> 於配戴初期密集回診，調整假牙至舒適並不會造成口腔潰瘍

> 配戴穩定後，每 3 ～ 6 個月回診

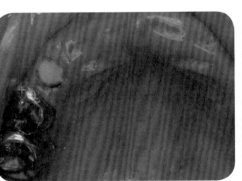

配戴兒童活動假牙前

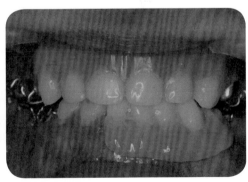

配戴兒童活動假牙後

空間維持器

　　當乳牙齲齒太過嚴重，像是殘根或有齒槽骨吸收的牙齒，甚至有些長膿包的乳牙或牙齒嚴重斷裂，兒童牙科醫師有時會希望將這些沒有功能或會危害健康的牙齒拔除。如果底下恆牙還沒有到萌發的時間，拔牙後可能會造成前後的牙齒會往拔牙的空間移動，導致恆牙的空間喪失。換牙時，恆牙會因為空間不足而有排列不整齊的情形。

　　乳牙在還沒到換牙時間就要被拔除的情況下，兒童牙科醫師會建議裝置空間維持器以預防上述情況發生，雖然沒有配戴不一定會發生空間不足的問題，但是在預防的觀點上來看，還是有其必要性。

　　空間維持器是為了維持乳齒列的空間，希望能讓換牙順利進行，不要因為之前乳牙過早喪失而造成換牙時空間不足的問題。空間的維持並不保證將來一定可以獲得完美的齒列，因此也不保證之後可以不用接受齒顎矯正治療。

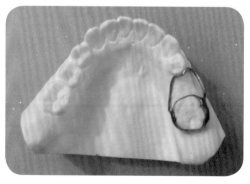

單側空間維持器

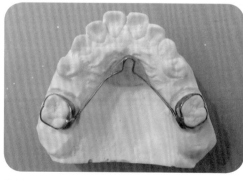

雙側空間維持器

乳牙固定義齒

乳牙門牙外傷或僅剩殘根時，很多情況是需要拔除的，若小朋友離永久齒萌發還有一段時間，這時醫師可能會建議使用部分義齒重建門牙美觀。

有學者覺得門牙部分的義齒對於學習發音有幫助，但也有研究指出在門牙永久齒萌發出來後發音即可恢復正常，因爲每個人在換牙時一定會經歷一段時間是沒有門牙的，所以乳牙門牙義齒並非一定需要製作，主要僅在於美觀的考量。

如果小朋友罹患奶瓶性齲齒，或是全口嚴重蛀牙，有多顆乳臼齒需要拔除時，就要考慮製作義齒以恢復咀嚼功能，後牙的義齒也有維持空間的作用，此時需要由醫師進行全面考量，看是選擇空間維持器或乳牙義齒比較適合。

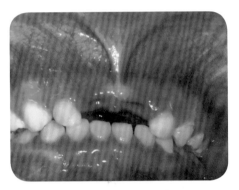

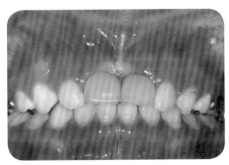

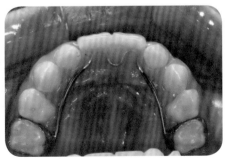

牙齒保健Q&A

Q X光明明是一種輻射，
為什麼孩子這麼小，醫生卻要求照X光呢？

A X光是牙醫師的第二雙眼睛，在診間當中雖然有探針、口鏡、鑷子、頭燈幫助牙醫師看清楚口腔的狀況，卻還是有很多情況需要借助X光的幫忙。

1. 幫助醫師發現早期牙縫的蛀牙：牙縫的蛀牙因為會被擋住，即使是很有經驗的牙醫師有時在口內也很難看得出來，所以每隔一段時間就建議接受牙科的X光檢查，希望能偵測出早期牙縫的蛀牙。

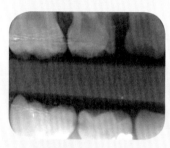 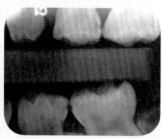

2. 判斷蛀牙的深度：蛀牙的深度光看表面的顏色是不準確的，往往有時蛀牙在表面上的開口小小，但是底下的深度卻又深又廣。如果沒有先經過X光的判斷，醫師在治療時就等於是瞎子摸象，不但事前很難做正確的判斷，治療當中也容易有突發狀況。

3. 判斷牙根和根管的型態：當醫師要做根管治療時，術前需要照X光來了解牙根的型態和根管的狀況，術後也必須透過X光評估治療的成效。

4. 拔牙前判斷牙根的角度數目和型態。

5. 判斷恆牙萌發的狀況和時間：恆牙萌發時間會影響乳牙的治療計畫。如果恆牙還需要很久的時間才會萌發，那麼它前面的乳牙的就會做積極的治療；如果恆牙近期內將會萌發，那麼乳牙的治療就會偏向保守觀察或直接拔除。

6. 判斷牙根周圍和顎骨的病變。

7. 偵測有無先天性缺牙。

8. 偵測有無多生牙。

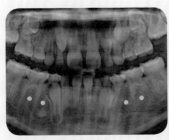 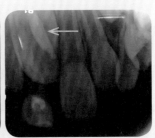

先天缺牙　　　　　　　　　　　多生牙

牙科的 X 光可以提供牙醫師這麼多幫助，只要經過術前的評估，在安全的範圍內，X 光能夠幫助牙醫師做更精確的判斷。

Q 看牙很害怕，沒有辦法照 X 光片，能否不要照呢？

A X 光片也是診斷的要素，由片子才看得出蛀牙的深度、牙根有無發炎受損，進而評估治療計畫。照 X 光片通常在第一次進行，看看孩子的配合程度（放東西入口是牙科治療必經的一個挑戰，如果不是嘔吐反射太強烈，或是照片子前吃太飽，3 歲以上的孩子大概都可以完成），醫師也比較能從簡單的部分開始了解孩子。

有些孩子對口內放入東西的確比較敏感，在門診也會遇到，我們一般建議家長在治療和照 X 光片前，一定要有足夠的空腹時間（至少 4 ～ 6 小時），這樣即使孩子有嘔吐的反射，也比較忍得住。另外，在門診我們會先從門牙區較簡單的開始試照，讓孩子適應底片。

如果小朋友平常在家刷牙並不會嘔吐，那麼照 X 光片的反應大多來自於恐懼、心情太緊張；可能需要醫師與孩子建立一些關係後，例如單獨相處一下，也許就比較容易成功喔！

Q 照牙科 X 光到底安不安全呢？

A 地球上一天給人類的背景輻射大約 8 微西弗，這是生物吸收劑量，以目前數位口內根尖片攝影通常是 0.2 秒鐘，曝射大

約是 2 微西弗，照 4 ～ 5 張才達到一天背景輻射，當然是不會對人產生病變，比搭飛機去洛杉磯還少（放射線劑量 1 西弗 = 1,000 毫西弗 = 1000,000 微西弗）。

所以，牙醫照 X 光建議要用「低劑量放射線」搭配數位影像系統，盡量不要使用傳統 X 光片，那會造成較多的輻射。以前快速感光 X 光片大約都用 0.8 秒鐘照攝，照一張等於是一天背景輻射，現在的數位系統都差不多用 0.2 秒鐘，照四張才會是一天背景輻射，加上牙科 X 光都只局限於牙齒，其他身體部位被照到的機會很低。

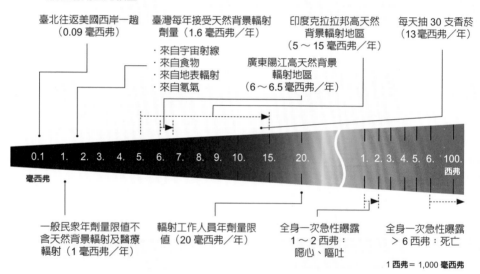

一般輻射劑量比較圖

臺北往返美國西岸一趟
（0.09 毫西弗）

臺灣每年接受天然背景輻射劑量（1.6 毫西弗／年）
·來自宇宙射線
·來自食物
·來自地表輻射
·來自氡氣

廣東陽江高天然背景
輻射地區
（6～6.5 毫西弗／年）

印度克拉拉邦高天然
背景輻射地區
（5～15 毫西弗／年）

每天抽 30 支香菸
（13 毫西弗／年）

0.1   1.   2.   3.   4.   5.   6.   7.   8.   9.   10.   15.   20.   1. 2. 3. 4. 5. 6.   100.
                                                                                              西弗
毫西弗

一般民眾年劑量限值不含天然背景輻射及醫療輻射（1 毫西弗／年）

輻射工作人員年劑量限值（20 毫西弗／年）

全身一次急性曝露
1～2 西弗：
噁心、嘔吐

全身一次急性曝露
> 6 西弗：死亡

1 西弗 = 1,000 毫西弗

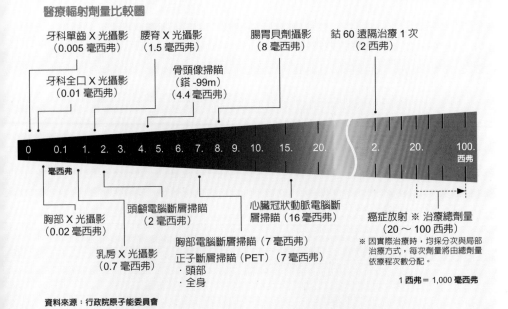

醫療輻射劑量比較圖

資料來源：行政院原子能委員會

Q 乳牙抽過神經後會影響恆牙的神經嗎？

A 一般人俗稱的「神經」，其實指的是牙髓腔裡的牙髓組織，所以乳牙有自己的牙髓組織，恆牙有自己的牙髓組織，它們是獨立分開的，也跟顏面的神經沒有關係。常常有家長聽到要抽神經，第一個反應是年紀那麼小怎麼就要抽神經？判斷一顆牙齒是否需要抽神經，其實是由蛀牙的深度來決定，只要牙根健康狀況良好，抽了神經的牙齒不但可以繼續使用，而且透過根管治療改善牙根周圍的發炎狀況，也對恆牙牙胚的發育有幫助。

Q 治療蛀牙為什麼一定要上麻藥？

A 當蛀牙的深度超過了琺瑯質到了牙本質，那麼在鑽蛀牙時就會感覺酸痛；如果蛀牙深度到了神經，那麼疼痛更是難以避免。所以，為了減輕治療蛀牙的痛苦，上麻藥是必須的，且

需要採取注射的方式才有效。很多人認為幫小朋友上麻藥可以用抹的，但這種塗抹式的麻藥作用深度僅限於表層，對減輕治療的痛苦並沒有幫助。

Q 麻藥多久會退，上完麻藥後有什麼注意事項呢？

A 每次治療醫師會視當日治療內容給予不同劑量的麻藥，當拔除搖搖欲墜的乳牙或治療表淺的蛀牙時，麻藥的用量比較少，很快就會退；當要做多顆牙齒的治療或蛀牙較深時，就會使用較高的劑量，像這種形況，麻藥可能要術後 3～4 小時才會退。當麻藥還有作用時，牙齒附近的軟組織，包括嘴唇、臉頰、舌頭，也都會麻麻的，如果這時冒然開始進食，就很容易咬到軟組織造成潰瘍，所以在麻藥還沒退時，只能喝流質的食物，一定要等恢復知覺才可以咬東西，家長這時也要密切觀察、不斷提醒小朋友不要吸咬嘴唇及舌頭，治療後也可以請小朋友在治療側咬塊紗布，達到保護及提醒的效果。

Q 拔完乳牙後該注意什麼事情呢？

A 拔完牙後最優先要注意的事情是術後出血，為了要達到止血的效果，拔完牙必須用力把紗布咬緊 30 分鐘，不能漱口、喝水及說話，盡量試著把口水吞進肚子，以免吐口水時動到了紗布而影響止血效果。30 分鐘後檢查傷口還有沒有滲血，若有則換新紗布再咬 30 分鐘，等止血後才可以開始喝水、吃東西，吃完東西記得用冷水輕輕漱口，保持傷口清潔並避免感染。另外，醫師會視傷口大小及感染狀況開藥，因此一定要按照醫囑服藥才能減少術後的併發症。

Q 為什麼治療牙齒時，兒童牙醫要幫牙齒穿小雨衣？

A 當治療蛀牙時，口內會有高速旋轉的工具和尖銳的器械，如果小朋友不小心亂動很容易被劃傷，而治療牙齒時難免會噴水，小朋友有可能嗆到，所以治療牙齒時，醫師會幫牙齒戴上橡皮防溼布，就如同幫牙齒穿上小雨衣，有了這層保護，便可以提高小朋友治療時的安全性。

此外，牙科治療的過程難免會使用藥水沖洗，穿上小雨衣也可避免小朋友吞下治療時用到的藥水。

穿上小雨衣好處多

1. 避免被工具劃傷。
2. 避免嗆到。
3. 避免小朋友將藥水或小工具吞入肚子。
4. 避免口水汙染補牙區域，造成補牙失敗。
5. 避免口內細菌汙染已經清潔乾淨的根管。

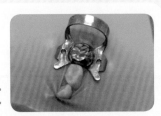

❓ 有沒有適合親子共讀的口腔保健推薦書單？

書名	出版社	內容
我想要我的牙齒	漢湘文化	讓孩子了解換牙是自然界規律的成長軌跡。當遇到變化時，不需煩惱，而是做好準備去接受，並且珍惜一切。
牙齒掉了	小魯文化	開啟孩子對自己身體變化的好奇與重視。
我那顆在搖的牙齒絕對絕對不能掉（「查理和蘿拉」系列）	上誼文化公司	以孩子看似不按牌理出牌的情緒反應，表現出他們對成長帶點慌張卻又期待的心理。
糖果牙齒	上人	少吃甜食常刷牙，才可保有健康的牙齒！
蛀牙蟲家族大搬家	小熊出版	讓小朋友快樂學習不蛀牙的健康繪本。
小熊包力刷牙記	上人	不愛刷牙的小熊包力發現沒牙齒實在太不方便了，藉此了解牙齒的重要性。
我是刷牙高手	上人	小朋友從小養成了良好的飲食習慣與刷牙習慣，長大後才會有強健的牙齒。
鼠小弟刷刷牙	小魯文化	帶孩子認識什麼是蛀牙？為什麼會有蛀牙？牙醫可以做些什麼？搭配可愛有趣的圖象，鼓勵小讀者養成牙齒保健的好習慣。

一起刷刷牙	小魯文化	跟著小動物一起愛上刷牙吧！
我會刷牙 有聲繪本	風車 編輯群	跟著Food超人一起來唱刷牙歌，養成愛刷牙的好習慣！
大家來刷牙	三之三	透過有趣的立體動感效果，孩子們可以看到各種動物張嘴刷牙、剔牙的模樣，進而激發模仿行爲，自然而然喜歡上刷牙。
刷牙先生， 來了！	維京	刷牙先生來了，獅子張開嘴巴刷牙，刷！刷！刷！兔子也張開嘴巴刷牙，刷！刷！刷！可是，鱷魚竟然蛀牙了！刷牙先生要怎麼幫忙鱷魚呢？
刷牙，牙不痛	格林文化	蛀牙怎麼辦？不要怕，好朋友跟你手牽手，一起去看牙！
鱷魚怕怕 牙醫怕怕	上誼文化 公司	當我們把看牙醫當作一件可怕的經驗時，從來沒有想過牙醫看病人時也會有痛苦、掙扎，幽默的刻畫出病人與牙醫對立的矛盾心理。
老鼠牙醫 也有蛀牙	大穎文化	老鼠醫生是森林裡唯一的牙醫，他的診療技術高超，診所裡總是擠滿病人。不過，老鼠醫生一直認爲，預防蛀牙才是最重要的。他的方法就是——飯後一定要刷牙！
蛀牙王子	信誼基金 出版社	帶孩子一起看小王子怎麼改善蛀牙，邊讀故事邊唱刷牙歌，培養正確的刷牙習慣，擁有潔白又健康的牙齒！
阿公的假牙	聯經出版 公司	阿公一早起床就找不著假牙，沒了假牙怎麼吃東西呀？藉此讓小朋友了解牙齒的重要。
我想要吃零食	漢湘文化	培養孩子建立良好的飲食習慣。
Show Me Your Smile!: A Visit to the Dentist	Central Programs Inc	跟著DORA一起認識牙醫，以及看診過程。
Peppa Pig 粉紅豬小妹： 看牙記	小熊出版	佩佩和喬治要去牙醫診所檢查牙齒，這是喬治第一次去看牙醫，有點興奮但也有點害怕。大家要怎麼安撫喬治的心情呢？

Memo

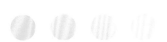

國家圖書館出版品預行編目資料

跟蛀牙魔鬼說 BYE BYE：兒童牙醫在我家 /
杜佩珊文 ；簡德瑄圖 .
-- 初版 . --
臺北市：華成圖書，2016.08
　面 ；　公分 . -- （保健鋪；A0236）
ISBN 978-986-192-286-7(平裝)

1. 兒童牙科 2. 蛀牙

416.991　　　　　　　　　　　　　105010021

保健鋪系列　　A0236

跟蛀牙魔鬼說BYE BYE：兒童牙醫在我家

作　　者／杜佩珊
插　　畫／簡德瑄
出版發行／ 華杏出版機構
　　　華成圖書出版股份有限公司
　　　www.far-reaching.com.tw
　　　11493台北市內湖區洲子街72號5樓 （愛丁堡科技中心）
　　　戶　　名　華成圖書出版股份有限公司
　　　郵政劃撥　19590886
　　　e-mail　huacheng@farseeing.com.tw
　　　電　　話　02-27975050
　　　傳　　真　02-87972007
　　　華杏網址　www.farseeing.com.tw
　　　e-mail　fars@ms6.hinet.net
　　　華成創辦人　　郭麗群
　　　發 行 人　　蕭聿雯
　　　總 經 理　　蕭紹宏
　　　法 律 顧 問　　蕭雄淋・陳淑貞

　　　總 編 輯　　周慧琍
　　　企 劃 主 編　　蔡承恩
　　　執 行 編 輯　　張靜怡
　　　美 術 設 計　　林亞楠
　　　行 銷 企 劃　　林舜婷
　　　印 務 專 員　　何麗英

定　　價／以封底定價為準
出 版 印 刷／2016年8月初版1刷

總 經 銷／知己圖書股份有限公司
　　　　　台中市工業區30路1號　　電話　04-23595819　　傳真　04-23597123

☺ 讀者回函卡

謝謝您購買此書，為了加強對讀者的服務，請詳細填寫本回函卡，寄回給我們（免貼郵票）或 E-mail至huacheng@farseeing.com.tw給予建議，您即可不定期收到本公司的出版訊息！

您所購買的書名/_____ 購買書店名/_____

您的姓名/_____ 聯絡電話/_____

您的性別/□男 □女　　您的生日/西元_____年____月____日

您的通訊地址/□□□□□_____

您的電子郵件信箱/_____

您的職業/□學生 □軍公教 □金融 □服務 □資訊 □製造 □自由 □傳播
　　　　　□農漁牧 □家管 □退休 □其他

您的學歷/□國中（含以下）□高中（職）□大學（大專）□研究所（含以上）

您從何處得知本書訊息/（可複選）

□書店 □網路 □報紙 □雜誌 □電視 □廣播 □他人推薦 □其他

您經常的購書習慣/（可複選）

□書店購買 □網路購書 □傳真訂購 □郵政劃撥 □其他_____

您覺得本書價格/□合理 □偏高 □便宜

您對本書的評價（請填代號/ 1.非常滿意 2.滿意 3.尚可 4.不滿意 5.非常不滿意）

封面設計_____ 版面編排_____ 書名_____ 內容_____ 文筆_____

您對於讀完本書後感到/□收穫很大 □有點小收穫 □沒有收穫

您會推薦本書給別人嗎/□會 □不會 □不一定

您希望閱讀到什麼類型的書籍/_____

您對本書及我們的建議/

華杏出版機構

華成圖書出版股份有限公司 　收

11493 台北市內湖區洲子街 72 號 5F（愛丁堡科技中心）

TEL/02-27975050

（對折黏貼後，即可直接郵寄）

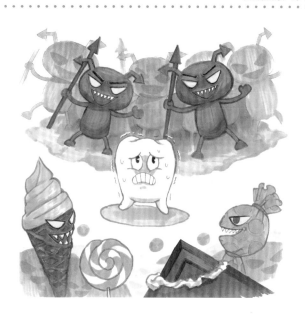

本公司為求提升品質特別設計這份「讀者回函卡」，懇請惠予意見，幫助我們更上一層樓。感謝您的支持與愛護！

www.far-reaching.com.tw 　　　請將　A0236　「讀者回函卡」寄回或傳真 (02) 8797-2007